Susan Branson

ALLESKÖNNER HONIG

Bibliografische Information der Deutschen Nationalbibliothek
Die Deutsche Nationalbibliothek verzeichnet diese Publikation in der Deutschen Nationalbibliografie. Detaillierte bibliografische Daten sind im Internet über http://dnb.d-nb.de abrufbar.

Für Fragen und Anregungen
info@rivaverlag.de

Wichtige Hinweise
Dieses Buch ist für Lernzwecke gedacht. Es stellt keinen Ersatz für eine individuelle medizinische Beratung dar und sollte auch nicht als solcher benutzt werden. Wenn Sie medizinischen Rat einholen wollen, konsultieren Sie bitte einen qualifizierten Arzt. Der Verlag und die Autorin haften für keine nachteiligen Auswirkungen, die in einem direkten oder indirekten Zusammenhang mit den Informationen stehen, die in diesem Buch enthalten sind.

Ausschließlich zum Zweck der besseren Lesbarkeit wurde auf eine genderspezifische Schreibweise sowie eine Mehrfachbezeichnung verzichtet. Alle personenbezogenen Bezeichnungen sind somit geschlechtsneutral zu verstehen.

1. Auflage 2023

Türkenstraße 89
80799 München
Tel.: 089 651285-0
Fax: 089 652096

Die englischsprachige Originalausgabe erschien 2019 bei Familius PO Box 1249, Reedley California 93654, USA. Arranged via Licensor's Agent: DropCap Inc.unter dem Titel *101 Amazin Uses for Honey: Clean Scrapes & cuts, soften your skin, make a soothing Bath, and 98 more!*.

Übersetzung: Martin Rometsch
Redaktion: Inez Ulrich
Umschlaggestaltung: Manuela Amode
Umschlagabbildung: shutterstock/BarbaraGoreckaPhotography, chalrumpon onnongwa, RaulAlmu, Blan-k
Abbildungen im Innenteil: shutterstock/justone, chalrumpon onnongwa, RaulAlmu, Alexander Ryabintsev, Blan-k
Satz: Röser MEDIA GmbH & Co. KG, Karlsruhe
Druck: ScandBook, Litauen
Printed in the EU

ISBN Print 978-3-7423-2417-7
ISBN E-Book (PDF) 978-3-7453-2176-0
ISBN E-Book (EPUB, Mobi) 978-3-7453-2175-3

Susan Branson

ALLESKÖNNER HONIG

Die Kraft des süßen Goldes nutzen

- Wirksame Unterstützung für die Gesundheit
- Schonende Pflege für Haut und Haar
- Natürliche Hilfe im Haushalt

riva

Inhalt

Einführung

Warum Honig unbedingt in Ihre Speisekammer gehört

Honig ist eine dicke, goldfarbene Flüssigkeit, die man in fast jedem Lebensmittelladen kaufen kann. Frischer lokaler Honig ist auf Bauernmärkten und direkt bei Imkern erhältlich.

In Deutschland gibt es über hundert Honigsorten, jede mit ihrer eigenen Farbe und ihrem eigenen Geschmacksprofil. Diese einzigartigen Eigenschaften sind auf den Nektar (flüssiger Zucker) der Pflanzen zurückzuführen. Schwer arbeitende Honigbienen fliegen von einer Blüte zur anderen und saugen den Nektar mit ihren langen Rüsseln heraus. Sie speichern ihn im Magen, wo er mit Enzymen vermischt wird. Dann fliegen sie zu ihrem Stock zurück, wo sie den Nektar herauswürgen, und zwar in den Mund einer wartenden Kollegin. Viele Male nun verschluckt diese den Nektar und würgt ihn wieder hervor, bis er für die Aufbewahrung in einer Wabe bereit ist. Dort verdunstet der größte Teil des Wassers im Honig. Dann versiegeln die Bienen den Honig mit Wachs, um ihn später als Nahrungsquelle verwenden zu können. Die meisten Imker entfernen allerdings die Waben samt dem Honig, bevor alle Waben komplett versiegelt sind. Das so gewonnene Rohprodukt ist bereit für den Verzehr. Wird der Honig in Behältern aufbewahrt, ist er unbegrenzt haltbar.

Honig enthält 64 Kalorien je Esslöffel und ist 25-mal süßer als Haushaltszucker. Im Gegensatz zum Zucker löst Honig jedoch keine Blutzucker- und Insulinspitze aus. Er besteht zwar hauptsächlich aus Zucker, enthält aber auch Aminosäuren, Vitamine, Mineralien, Enzyme und viele Pflanzenwirkstoffe, deren jeweilige Menge von den Blüten, der Jahreszeit und dem Sammelgebiet abhängen. Wichtig ist auch, wie der Honig geerntet, verarbeitet und gelagert wird.

Dunkler Honig kann bis zu 20-mal so viel Antioxidantien enthalten wie die helleren Sorten. Die antioxidative Wirkung ist nur eine der vielen bioaktiven Eigenschaften des Honigs. Er bekämpft Mikroben und lindert Entzündungen; er kann Wunden heilen, das Herz und den Kreislauf stärken, Infektionen vorbeugen, das Wachstum von Tumoren hemmen, den Blutzuckerspiegel senken und sogar helfen, das Gewicht zu regulieren. Man kann ihn essen oder auf die Haut auftragen.

Die Bedeutung des Honigs nimmt zu und seine Beliebtheit wird umso größer werden, je mehr Studien seine beträchtliche Fähigkeit zu heilen, zu stärken und zu verjüngen bestätigen.

Entdeckung und Anwendung des Honigs

Bienen erzeugen seit undenklichen Zeiten Honig, und der Mensch entdeckte und verzehrte diese süße Flüssigkeit wahrscheinlich viel früher, als historische Quellen es belegen.

Steinzeitliche Höhlenmalereien zeigen, dass Honig schon vor über 8000 Jahren verwendet wurde, und Bienenwachs in Töpfereien und Kochtöpfen zeugt davon, dass Menschen regelmäßig Honig verzehrten. Auch andere Kulturen schätzten den Honig sehr – als Nahrung, Arznei und Schönheitsmittel. Ägyptische Imker hängten gehärtete Tontöpfe oder hohle Baumstämme als Bienenkörbe an Bäume. Sie sammelten den Honig und verwendeten einen großen Teil davon für medizinische Zwecke, zum Beispiel als Wundsalbe. Die Griechen tranken eine Mischung aus Honig und unvergorenem Traubensaft, um nervöse Störungen zu lindern. Der berühmte griechische Arzt Hippokrates verordnete Honig und Essig gegen Schmerzen und fügte ihn vielen anderen Arzneien hinzu, um Halsentzündungen, Husten und Augenkrankheiten zu heilen. Für die ayurvedische Medizin in Indien, eine der ältesten Heilkünste der Welt, war Honig ein Geschenk an die Menschheit. Sie empfahl ihn bei Verdauungsschwäche, Husten, Schlafstörungen, Zahn- und Zahnfleischerkrankungen, Herz-Kreislauf-Beschwerden, Augenleiden und Hautkrankheiten.

Seit Tausenden von Jahren hat der Honig auch eine religiöse Bedeutung. Die Ägypter begruben Pharaonen mit Honigwaben – kürzlich ausgegrabener Honig erwies sich als immer noch essbar – und verwendeten Honig zum Einbalsamieren. Buddhisten in Indien und Bangladesch schenken Mönchen während des Opferfestes Honig. Einer Legende zufolge zog sich Buddha einst in die Wildnis zurück, um seinen Jüngern Frieden zu bringen, und labte sich während dieser Zeit an dem Honig, den ihm ein Affe opferte. Die Hindus halten den Honig für eine der fünf Arzneien der Unsterblichkeit und gießen ihn als Teil eines Rituals auf Götterstatuen. Juden tunken beim Neujahrsfest Apfelscheiben in Honig und wünschen einander ein süßes und erfolgreiches neues Jahr.

Heute dient Honig als Süßstoff und wird oft als gesündere Alternative für Zucker empfohlen. Immer mehr Menschen nutzen den therapeutischen Wert des Honigs und essen täglich ein wenig Honig, um von seinen Nährstoffen zu profitieren: Antioxidantien, Mineralien, Aminosäuren, Vitamine und Enzyme.

Wissenschaftliche Studien bestätigen, was unsere Ahnen seit Jahrhunderten wussten: Honig ist ein Mittel gegen viele verschiedene innere und äußere Beschwerden. Er fördert das körperliche und seelische Wohlbefinden und verwöhnt obendrein den Gaumen.

Ist Honig unbedenklich?

Die chemische Zusammensetzung des Honigs hängt davon ab, welchen Pflanzen die Bienen ihren Nektar entnehmen. Manche Pflanzen sind mit Mikroorganismen kontaminiert, die in den Honig gelangen können. Auch während der Produktion, der Verarbeitung und des Vertriebs geraten bisweilen Staub und Keime in den Honig. In der Regel hindern die antimikrobiellen Substanzen im Honig die Keime jedoch an der Vermehrung.

Eine Ausnahme sind Bakterien, die Sporen bilden und ein Toxin freisetzen, das Botulismus verursachen kann, eine seltene, aber sehr schwere Lebensmittelvergiftung, die für Babys und Kleinkinder lebensgefährlich ist. Deshalb dürfen Sie Kleinkindern unter einem Jahr auf keinen Fall rohen Honig zu essen geben. Kinder, die älter als zwölf Monate sind, vertragen Honig in angemessener Menge gut. Sprechen Sie mit einem (Kinder-)Arzt, bevor Sie einem kleinen Kind mit Immunschwäche rohen Honig verabreichen.

Alle Altersgruppen sollten Honig aus Rhododendronblüten meiden. Er enthält Grayanotoxin, eine giftige Verbindung, die schwere Herz-Kreislauf-Störungen hervorrufen kann.

Dabei ist jedoch zu berücksichtigen, dass alle Honigarten die Blutgerinnung hemmen und bisweilen Blutungen verstärken, wenn man sie zusammen mit Thrombozytenaggregations- oder Gerinnungshemmern (Medikamente, Ergänzungsmittel oder Kräuter) verzehrt, zum Beispiel mit Aspirin, nicht steroidalen Antirheumatika, Heparin, Knoblauch, Ingwer, Gewürznelken oder Ginkgo. Manchmal verursacht Honig allergische Symptome, Brennen in den Nasengängen (bei Anwendung in der Nase), Übelkeit, Erbrechen oder Magenschmerzen. Manche Kinder neigen zu Hyperaktivität, Nervosität oder Schlafstörungen, wenn sie Honig essen.

Ansonsten gilt Honig in angemessener Menge als ungefährlich für Kinder und Erwachsene, auch für Schwangere, sowohl bei äußerlicher Anwendung als auch beim Verzehr.

Wie viel Honig ist zu viel?

Es ist schwer, zu viel Honig zu essen. Bei den meisten Menschen stillen der süße Geschmack und die Zähflüssigkeit das Verlangen ziemlich schnell, sodass übermäßiger Genuss unwahrscheinlich ist. Sowohl für die äußerliche Anwendung als auch für den Verzehr sollten Sie rohen, nicht verarbeiteten Honig oder Honig von medizinischer

Qualität verwenden, damit er optimal wirkt. Letzterer wird mit Gammastrahlen behandelt, um Bakteriensporen zu inaktivieren und die Aufnahme von Toxinen zu verhindern, die eine Vergiftung – zum Beispiel Botulismus – verursachen können. Dieser Honig ist zudem standardisiert und enthält eine konstante Menge antibakterieller Wirkstoffe.

Die ayurvedische Medizin empfiehlt, nicht mehr als vier bis fünf Teelöffel Honig am Tag zu essen. Therapeutische Dosen sind meist höher und hängen vom Gewicht einer Person und von der behandelten Krankheit ab. Im Allgemeinen werden für Erwachsene sieben bis zehn Teelöffel empfohlen, gleichmäßig über den Tag verteilt. Die Dosen für Kinder richten sich nach dem Körpergewicht und liegen zwischen einem halben und mehreren Teelöffeln täglich, je nach der Art der Beschwerden.

Äußerlich kann man Honig auf einen Verband oder direkt auf Wunden auftragen, solange es notwendig ist. Verbände werden zweimal am Tag, jeden zweiten Tag oder jede Woche gewechselt.

Die vielen Honigarten

Es gibt Hunderte verschiedene Arten von Bienenhonig und jede ist einzigartig, was den Geschmack, die Farbe und den medizinischen Nutzen anbelangt. Das alles hängt von den Blüten ab, in denen die Bienen ihren Nektar sammeln.

Nektar vom Buchweizen ist dunkel und vollmundig, reich an Eisen und Antioxidantien und kräftig im Geschmack. Am anderen Ende des Spektrums befindet sich der Akazienhonig. Er hat eine helle Farbe und ein sehr süßes, mildes Aroma. Zudem enthält er viel Fruchtzucker (Fruktose) und wenig Saccharose (Haushalts- oder Rohrzucker) und ist daher eine gute Wahl für Diabetiker.

Stammt der Nektar aus einem einzigen Blütentyp, entsteht sortenreiner (monofloraler) Honig. Andere Honigarten sind polyfloral, das heißt, der Nektar wurde in verschiedenen Blüten gesammelt. Die Menge und Art der Vitamine, Mineralien und Phytochemikalien (sekundäre Pflanzenstoffe) im Honig hängen von den Pflanzen ab, die die Bienen aufsuchen. Der gesammelte Nektar enthält alle nützlichen Wirkstoffe der Pflanze. Pflanzen, die reich an Antioxidantien sind, haben einen Nektar, der ebenfalls viele Antioxidantien enthält. Pflanzen, die antibakterielle Verbindungen enthalten, geben diese auch an den Nektar weiter.

Eine Honigart, die in den letzten paar Jahren sehr beliebt wurde, ist der Manuka-Honig. Dieser sortenreine Honig wird nur in Neuseeland hergestellt, wo die Bienen Nektar des Manuka-Strauches sammeln. Interessant ist, dass dieser Strauch mit dem Baum verwandt ist, von dem das antibakterielle Teebaumöl stammt. Manuka-Honig enthält viel mehr Mineralien als andere Honigarten und hat eine stärkere antibakterielle Wirkung. Die Reinheit und die Qualität dieses Honigs sind standardisiert und werden mit einem UMF (*Unique Manuka Factor* – »einzigartiger Manuka-Faktor«) gekennzeichnet, den der neuseeländische Verband Active Manuka Honey Association vergibt. Kaufen Sie Manuka-Honig mit einem UMF 10 oder höher. Das bedeutet, dass er von hoher Qualität ist und reichlich antibakterielle Verbindungen enthält. Ein UMF 16 oder höher gilt als höchste

Qualität. Medizinisch wirksamer sterilisierter Manuka-Honig mit UMF ist in den USA, Kanada, Europa, Neuseeland, Australien und Hongkong für Wundauflagen, Salben und Gele zugelassen. Dieser Honig wird bestrahlt, um Bakteriensporen zu inaktivieren; er behält dabei seine antibakterielle Wirkung.

Sie können Honig roh oder verarbeitet kaufen. Roher (unverarbeiteter) Honig aus einer Bienenwabe enthält Unreinheiten wie zum Beispiel Bienen, Flügel, Beine und Bienenwachs. Um sie zu entfernen, wird er gefiltert, dann füllt man die dicke Flüssigkeit in Flaschen.

Verarbeiteter Honig wird gefiltert und pasteurisiert, um Mikroorganismen durch Hitze zu vernichten und aus dem Honig zu entfernen. Meist erhitzt man den Honig auf über 63 Grad Celsius. Dabei werden Nährstoffe, Antioxidantien und antimikrobielle Verbindungen zerstört. Der fertige Honig ist goldfarben, klar und sirupähnlich und enthält häufig Zusätze. Manche Honigsorten werden mit Maissirup gestreckt, der nachweislich das Risiko für mehrere Krankheiten vergrößert, zum Beispiel für Diabetes und Herz-Kreislauf-Krankheiten. Verarbeiteter Honig stammt bisweilen von schlecht ernährten Bienen, die mit Antibiotika behandelt wurden oder in Stöcken leben, die aus anorganischem Material bestehen und unzureichend sterilisiert wurden.

1

Honig als Unterstützer der Gesundheit

Rheumatoide Arthritis

Rheumatoide Arthritis ist eine Autoimmunkrankheit, bei der das Immunsystem irrtümlich das eigene Körpergewebe angreift. Die Membranauskleidungen der Gelenke sind schmerzhaft geschwollen und es kann mit der Zeit zu Knochenerosion und verformten Gelenken kommen. Die Symptome können sich auch in andere Körpergewebe ausbreiten.

Wir wissen nicht, was diese Krankheit verursacht, aber die Gene und Auslöser in der Umwelt stehen in Verdacht. Diese chronische Krankheit ist nicht heilbar und wird meist mit Medikamenten behandelt. Nicht steroidale Entzündungshemmer, Steroide und Antirheumatika werden verordnet, um Schmerzen, Schwellungen und Gelenkschäden zu lindern. Mögliche Nebenwirkungen sind unter anderem Verdauungsstörungen, Leber- und Nierenschäden, Herzbeschwerden, Knochenschwund, Diabetes, Gewichtszunahme und schwere Lungenentzündung.

Die indische Medizin verwendet seit Langem Kalpaamruthaa, eine Kräuterarznei, um Arthritis zu behandeln.

Sie besteht aus Honig, Malakkanüssen und indischer Stachelbeere. Alle drei enthalten nachweislich therapeutisch wirksame Stoffe. In einer Studie wurden drei Arzneien verabreicht, um die entzündungshemmende Wirkung bei Arthritis zu untersuchen: die Kräuterarznei, Malakkanüsse und das nicht steroidale entzündungshemmende Medikament Dicloferac-Natrium. Das Kräutermittel mit Honig verringerte die Schwellung am wirksamsten und linderte die Arthritis. Anscheinend enthält die Mischung aus Honig, Malakkanüssen und indischer Stachelbeere pflanzliche Wirkstoffe, die gemeinsam Arthritisbeschwerden lindern.[1]

Bluthochdruck

Die Kraft, die das Blut auf die Arterienwände ausübt, wenn es durch sie hindurchfließt, bestimmt den Blutdruck. Man misst den Druck in den Arterien, wenn das Herz sich zusammenzieht (systolisch) und wenn es ruht (diastolisch). Ein Blutdruck, der ständig über 140/90 mmHg (Millimeter Quecksilbersäule) liegt, gilt als hoch. Dieser Zustand entwickelt sich allmählich und viele Menschen wissen nicht, dass sie dieses Problem haben. Bluthochdruck kann die Blutgefäße und das Herz schädigen. Wenn er nicht behandelt wird, droht ein Herzinfarkt oder Schlaganfall.

Ein primärer Bluthochdruck hat keine erkennbare Ursache. Aber Fettleibigkeit, Rauchen, falsche Ernährung, Bewegungsmangel und hoher Salzkonsum sind häufige Risikofaktoren. Mögliche Ursachen für einen sekundären Bluthochdruck sind Drogen, bestimmte Medikamente, Alkoholmissbrauch und Schilddrüsen- oder Nierenstörungen.

Bluthochdruck spricht gut auf Änderungen der Lebensweise an. Mehr Sport, nährstoffreiche Kost, Stressabbau und der Verzicht auf Alkohol und Rauchen können den Blutdruck senken.

Es gibt viele Medikamente, die den Blutdruck senken, unter anderem Thiazid-Diuretika, die das Blutvolumen verringern, Betablocker, die die Herzfrequenz verlangsamen, ACE-Hemmer, die einige blutdruckregulierende Hormone blockieren, sowie Kalziumkanalblocker und Reninhemmer, die die Arterien weiten. Alle diese Medikamente haben erhebliche Nebenwirkungen, zum Beispiel Durchfall, starke Müdigkeit, Schwindel, Übelkeit, Erektionsstörungen und Kopfschmerzen.

Die erste Maßnahme bei Bluthochdruck sollte eine Änderung der Lebensweise sein. Natürliche Nahrungsmittel können helfen, einen erhöhten Blutdruck gefahrlos zu senken. Die Behandlung mit Nahrungsmitteln ist ein wichtiger Teil der Traditionellen Chinesischen Medizin. Ärzte, die deren Methoden anwenden, verordnen oft Honig als eines der besten Nahrungsmittel, um den Blutdruck zu senken.[2] Der Ayurveda, ebenfalls eines der ältesten Medizinsysteme der Welt, empfiehlt zweimal täglich zwei Teelöffel Honig, gemischt mit einem Teelöffel Knoblauchsaft, einzunehmen, um den Blutdruck zu senken. Wissenschaftliche Studien mit Ratten stützen diese Empfehlung. Eine dieser Studien zeigte, dass der systolische Blutdruck bei Ratten mit Bluthochdruck deutlich sinkt, wenn man ihnen Honig verabreicht.[3] Systolischer Bluthochdruck ist die häufigste Form des Bluthochdrucks bei älteren Menschen. Deshalb kann Honig hilfreich für sie sein.

Koronare Herzkrankheiten

Wenn sich im Inneren der Arterien Plaque bildet, ist eine koronare Herzkrankheit die Folge. Diese Plaque besteht aus Cholesterin, Fett, Kalzium, zellulären Abfallprodukten und Fibrin, einem Protein, das an der Blutgerinnung beteiligt ist. Mit der Zeit wird die Plaque an der Wand der Arterie dicker und härter. Die Arterienöffnung verengt sich und der Körper wird nicht mehr optimal mit sauerstoffreichem Blut versorgt. Davon können die Arterien betroffen sein, die zum Herzen, zum Gehirn, zu den Armen, zu den Beinen, zu den Nieren oder zum Becken führen.

Wenn ein Stück von der Plaque abbricht und in einen anderen Körperteil getragen wird, kann es in einer kleineren Arterie stecken bleiben und dort den Blutstrom unterbrechen. Manchmal bilden sich an der Oberfläche der Plaque Klumpen und blockieren eine Arterie vollständig. Wenn diese Arterie zum Herzen führt, ist ein Herzinfarkt die Folge, wenn sie zum Kopf führt, kommt es zu einem Schlaganfall.

Eine koronare Herzkrankheit kann schon in der Kindheit beginnen, meist entsteht sie aber später im Leben. Rauchen, häufiges Sitzen, Bluthochdruck, falsche Ernährung und ungünstige Gene sind Risikofaktoren für die Entwicklung einer Arteriosklerose. Oft sind Veränderungen der Lebensweise und eine dauerhafte medizinische Behandlung notwendig, um die Schäden zu begrenzen und über diese Krankheit die Kontrolle zu gewinnen.

Studien zeigen, dass Ratten, die mit Honig gefüttert wurden, vor den zerstörerischen Wirkungen geschützt sind, die Herzanfälle auf den Körper haben. Wenn man ihnen vor einem herbeigeführten Herzanfall Honig verabreichte, stiegen die Werte für das Gesamt- und LDL-Cholesterin sowie für Triglyzeride nicht an; die Lipidperoxidase-Produkte nahmen nicht zu und die antioxidativen Enzyme nicht ab. Diese Werte blieben bei den mit Honig gefütterten Ratten fast normal.[4]

Vielleicht schützen die Phenolverbindungen im Honig das Herz und die Arterien; jedenfalls sinkt das Risiko für Herzkrankheiten, wenn Sie regelmäßig Honig essen.[5] Diese Phenolverbindungen hemmen die Bildung von Blutgerinnseln und verringern die Spannung in den Wänden der Arterien, sodass das Blut besser fließen kann. Zudem helfen sie, der Oxidation des LDL-Cholesterins vorzubeugen, das einer der Hauptgründe für die koronare Herzkrankheit ist.[6]

Asthma

Asthma ist eine chronische Krankheit, bei der die Atemwege entzündet sind. Bestimmte Auslöser (Chemikalien oder Situationen) bewirken, dass die Atemwege anschwellen und Schleim absondern. Dadurch verengen sie sich und das Atmen wird erschwert. Symptome wie Husten, Atemnot, Pfeifatmung und Brustschmerzen treten auf.

Jeder kann an Asthma erkranken, aber manche Menschen sind genetisch anfälliger dafür als andere. Mögliche Auslöser sind Allergene, die dem Organismus über die Umwelt oder über Nahrung zugeführt werden können, Rauch, Luftverschmutzung oder ein Wetterwechsel. Wenn Sie Ihre

Auslöser aufspüren, fällt es Ihnen leichter, die Krankheit zu bändigen. Ärzte verordnen oft Medikamente wie Kortikosteroide (kortisonähnliche Stoffe, die lindernd wirken), lang wirksame Beta-Antagonisten und manchmal Leukotrien-Antagonisten, um die Behandlung zu unterstützen. Kurz wirksame Beta-Antagonisten werden verschrieben, um die Atemwege zu entspannen und zu öffnen und dadurch die Symptome zu lindern.

Da Asthma bei Kindern und Erwachsenen immer häufiger auftritt, ist es wichtiger denn je, diese Krankheit in den Griff zu bekommen, ohne zu viele Medikamente zu verabreichen. Die ayurvedische Medizin hat ein Rezept, mit dem man Asthmaanfällen vorbeugen kann. Es enthält eine Mischung aus Honig, Ingwersaft und schwarzem Pfeffer und wird dreimal täglich eingenommen. In manchen Ländern verlassen sich Eltern asthmatischer Kinder stark auf die komplementäre und alternative Medizin, um ihren Kindern zu helfen. Eine Studie in Istanbul zeigte, dass 41,6 Prozent der Patienten, die alternative Therapien nutzten, ihr Asthma mit Honig linderten.[7] Das könnte sinnvoll sein. Hasen mit Asthma, denen man ein Honig-Aerosol verabreichte, bildeten weniger Schleim und hatten weniger entzündete Zellen in ihrer Lungenflüssigkeit.[8] Diese Ergebnisse lassen vermuten, dass Honig die Behandlung des Asthmas auch bei Menschen unterstützen kann.

Tuberkulose

Tuberkulose ist eine Infektionskrankheit, ausgelöst von *Mycobacterium tuberculosis*. Sie wird übertragen, wenn eine infizierte Person hustet, niest, lacht, spuckt oder spricht und dabei winzige Tröpfchen mit Bakterien freisetzt. Werden diese Tröpfchen eingeatmet, finden die Erreger einen neuen Wirt.

Millionen Menschen in der Welt tragen Tuberkulosebakterien in latenter Form bei sich. Das bedeutet, die Erreger sind inaktiv und lösen keine Symptome aus. In diesem Stadium sind sie nicht ansteckend, aber sie können aktiv werden. Daher muss man die Krankheit auch dann schon behandeln.

Eine aktive Tuberkulose ist ansteckend, weil die Bakterien sich vermehren und die Lungen befallen, manchmal auch andere Organe. Dann treten Symptome wie chronischer Husten, mit oder ohne blutigen Auswurf, Schmerzen in der Brust, Fieber, Müdigkeit und Nachtschweiß auf. Tuberkulose ist die Infektionskrankheit, die weltweit die meisten Menschenleben fordert, und die Haupttodesursache bei HIV-positiven Patienten. Heutzutage werden Kranke sechs bis neun Monate lang mit Antibiotika behandelt; dann sind die Erreger resistent und die Patienten bekommen bis zu 30 Monate lang einen Cocktail aus verschiedenen Antibiotika. Viele Tuberkulosebakterien sind gegen eine oder mehrere dieser Medikamente resistent und weil wir nicht wissen, wie viele Stämme demnächst resistent werden, ist die Zukunft der Tuberkulosetherapie ungewiss.

Honig ist für seine antibakterielle Wirkung bekannt. Da er leicht verfügbar und im Vergleich zu rezeptpflichtigen Medikamenten billig ist, wird derzeit geprüft, ob er die Gesundheit von Tuberkulosepatienten verbessern kann.

Eine Studie verwendete zu diesem Zweck Immunoxel, einen Wasser-Alkohol-Kräuterextrakt, vermischt entweder mit Honig, mit Zucker oder mit Gelatine. Die Patienten wurden einer dieser drei Gruppen zugelost und erhielten eine dieser Mixturen zusammen mit ihren normalen Medikamenten. Nach einem Monat hatten alle Mischungen die Keimzahl verringert, was darauf hindeutet, dass sie sich für die Therapie der Tuberkulose eignen. Es gab allerdings einen wichtigen Unterschied zwischen den Gruppen: Wenn man Immunoxel mit Honig vermischte, wurde der Auswurf sämtlicher Patienten negativ auf die Bakterien getestet. Im Gegensatz dazu waren die Mischungen mit Zucker, Gelatine und einem Placebo nur zu 70 bis 90 Prozent (Zucker), 77 Prozent (Gelatine) und 19 Prozent (Placebo) effektiv.[9] Im Labor vernichtete eine zehnprozentige Honiglösung die Tuberkulosebakterien.[10]

Manche Honigsorten haben eine stärkere Wirkung als andere. Eine dreiprozentige Lösung aus pakistanischem Beri-Honig vernichtete alle multiresistenten Tuberkulosebakterien, die getestet wurden.[11] Dank seiner starken antibakteriellen Wirkung, vor allem gegen resistente Erreger, ist Honig eine nützliche Ergänzung der Tuberkulosetherapie. Er verringert die Schwere der Erkrankung und hilft möglicherweise auch, Tuberkulose zu verhindern.

Entzündungen des Außenohres

Infektionen des äußeren Ohres sind sehr verbreitet und werden von Bakterien, bisweilen auch von Pilzen verursacht. Schwimmer und Menschen mit engen Gehörgängen oder mit Hautproblemen – zum Beispiel mit Ekzemen oder Psoriasis – sind häufiger betroffen. Das warme, feuchte Milieu im Ohr ist ein idealer Nährboden für Bakterien und Pilze, die im Wasser oder auf der Haut leben. Sie befallen die Haut und vermehren sich dort. Die Entzündung löst Juckreiz und Rötung aus, manchmal auch starke Schmerzen im Ohr und in seiner Umgebung, Eiterungen, Fieber und eine teilweise oder vollständige Blockade des Ohrganges. Um die Infektion zu bekämpfen, verordnen Ärzte häufig Antibiotika, Antimykotika oder Ohrentropfen, die beide Mittel enthalten, sowie Steroide. Zudem empfehlen sie rezeptfreie Schmerzmittel wie Ibuprofen.

Entzündungen am Außenohr kommen sehr oft vor und können extrem schmerzhaft sein, wenn man sie nicht behandelt. Honigtropfen, ins entzündete Ohr geträufelt, können die Bakterien abtöten und den Juckreiz, die Schmerzen und die Rötung lindern. Im Rahmen einer Studie erhielten Patienten mit Hautkrankheiten und Infektionen der äußeren Ohren Honigtropfen in medizinischer Qualität. Sie wurden zwei Wochen lang täglich in infizierte Ohren geträufelt. Die Patienten waren mit den Ergebnissen sehr zufrieden und stellten keine Nebenwirkungen fest. Der Juckreiz nahm ab und der Allgemeinzustand besserte sich.[12]

Auch Hunde sind für Infektionen der Außenohren sehr anfällig. Während einer Studie erhielten Hunde bis zu drei Wochen lang täglich einen Milliliter Honig in medizinischer

Qualität. 70 Prozent der Tiere wurden innerhalb von zwei Wochen vollständig geheilt, 90 Prozent waren am Ende der dritten Woche genesen.[13] Honig in medizinischer Qualität mit standardisierter antibakterieller Wirkung eignet sich also dafür, entzündete Ohren zu heilen.

Schleimhautentzündung

Die Chemotherapie und die Strahlentherapie vernichten nicht nur Krebszellen, die sich schnell teilen, sondern auch Epithelzellen, die sich ihrer Natur nach ebenfalls schnell teilen. Diese Zellen kleiden den Magen-Darm-Trakt aus, also Mund, Rachen, Magen und Darm. Wenn sie geschädigt sind, neigen sie zur Geschwürbildung und die Folge sind Wunden. Diesen Zustand nennt man Schleimhautentzündung oder Mukositis. Am häufigsten ist der Mund betroffen. Bis zu 40 Prozent der Patienten, die sich einer Strahlen- oder Chemotherapie unterziehen, erkranken an einer Schleimhautentzündung. Neben den Geschwüren im Mund kann das Zahnfleisch glänzend rot werden und anschwellen. Es kann bluten oder Eiter absondern. Mukositis ist sehr schmerzhaft und macht in schweren Fällen das Schlucken unmöglich. Die Folge ist Fehlernährung. Die Schwere der Krankheit wird von 0 (keine Wunden) bis 4 (Essen ist wegen der Schmerzen unmöglich) eingestuft. Schlechte Mundhygiene, Rauchen, Alkohol, Kautabak und bestimmte Krankheiten vergrößern das Risiko für eine Schleimhautentzündung.

Bisher gibt es keine sehr wirksame Behandlung bei Mukositis im Mund, deren Ursache eine Strahlentherapie ist. Da Honig oft als natürliches Mittel gerühmt wird, das die

Wundheilung fördert und Entzündungen hemmt, untersuchen Mediziner seit einigen Jahren, ob er auch Schmerzen und Mundgeschwüre lindert. Patienten mit Kopf- und Halskrebs wurden nach dem Zufallsprinzip in zwei Gruppen eingeteilt. Die erste wurde nur mit Strahlen- und Chemotherapie behandelt, die zweite zusätzlich mit Honig. Die Honig-Gruppe aß 15 Minuten vor der Chemoradiotherapie, 15 Minuten nach der Chemoradiotherapie und vor dem Schlafengehen Honig. Nach einigen Wochen hatten sich die Symptome bei den Mukositispatienten der Stufen 3 und 4 in der Honig-Gruppe im Vergleich zu den Patienten in der ersten Gruppe deutlich gebessert.[14] Mund-Mukositis der Stufen 2 oder 3 heilte bei Leukämiepatienten viel schneller ab, wenn man ihnen Honig verabreichte, als wenn sie nur Benzocain verwendeten, ein Gel, das Schmerzen lindert.[15]

Honig kann auch einer oralen Mukositis vorbeugen.[16] Betamethason ist ein anderes Steroid, mit dem man Entzündungen behandelt. In einer Studie war es weniger wirksam als Honig, wenn es Patienten eine Woche lang alle drei Stunden verabreicht wurde. Interessanterweise war ein Kaffeezusatz im Honig effektiver als Honig alleine. Allerdings ist noch unklar, ob der Kaffee eine zusätzliche oder synergetische Wirkung hat.[17] Auf jeden Fall macht er die Behandlung effektiver und man kann ihn dem Honig leicht beimischen.

Diese preiswerten Hausmittel lindern Schmerzen und Beschwerden im Mund und im Rachen und verbessern die Lebensqualität während einer Chemotherapie.

Zahnfleischentzündung

Gingiva bedeutet »Zahnfleisch«. Wenn das Zahnfleisch an der Basis eines Zahnes entzündet ist, wird diese Erkrankung *Gingivitis* genannt. Das Zahnfleisch blutet dann leicht und schwillt an; seine rosa Farbe wechselt zu Rot. Es beginnt sich zurückzuziehen und der Zahnverfall setzt ein.

Gingivitis entsteht, wenn hart gewordene Plaque, Zahnstein genannt, sich unter und über dem Zahnfleischrand bildet. Zahnstein enthält zahlreiche Bakterien, die gleichen, die die Entzündung hervorrufen. Plaque entsteht täglich an den Zähnen, aber man kann sie mit der Zahnbürste und mit Zahnseide leicht entfernen. Wenn sie allerdings zu Zahnstein verhärtet ist, lässt sie sich viel schwerer beseitigen. Diese Krankheit kommt häufig vor und die Symptome sind oft leicht; deshalb wissen die meisten Menschen nicht, dass sie erkrankt sind. Professionelle Zahnreinigung ist notwendig, gefolgt von einer guten Mundhygiene zu Hause.

Manuka-Honig hat eine starke antibakterielle Wirkung. Deshalb wurde untersucht, ob er auch bei Zahnfleischentzündung wirkt. 30 Freiwillige wurden nach dem Zufallsprinzip in zwei Gruppen eingeteilt. Die eine kaute oder lutschte ein Produkt aus hochwertigem Manuka-Honig mit einem UMF 15, die andere kaute nach jeder Mahlzeit zehn Minuten lang einen zuckerfreien Kaugummi. Drei Wochen später fand man in der Honig-Gruppe signifikant weniger Plaque und Blutungen, während es in der Kaugummi-Gruppe keine Veränderungen gab.[18] Bei Patienten, die kieferorthopädisch behandelt worden waren, verringerte sich nach dem Kauen eines Honigprodukts die Zahl der Plaque-Bakterien beträchtlich.[19]

Honig kann Karies und Zahnfleischentzündung verhindern und ist vor allem für Menschen nützlich, die Zahnspangen tragen oder zu Zahnproblemen neigen.

Infektionen der Harnwege

Harnwegsinfektionen können die Harnblase, die Harnröhre, die Nieren und die Harnleiter erfassen. Am häufigsten kommen Blasenentzündungen vor. Bakterien im Stuhl, meist *E. coli (Escherichia coli)*, können an der Haut haften und in die Harnröhre gelangen. Von dort aus wandern sie in die Blase, wo sie sich vermehren.

Anfangs treten keine Symptome auf, doch später berichten viele Betroffene von häufigem Harndrang, Brennen in der Harnröhre und übel riechendem Urin, der trüb, rot oder rosa aussehen kann. Schmerzen im Becken oder Bauchraum sind weitere Symptome. Übelkeit und/oder Erbrechen können ebenfalls auftreten. Die meisten Infektionen der Harnwege werden mit Antibiotika behandelt. Wenn das Brennen oder die Schmerzen heftig sind, verordnen Ärzte bisweilen Mittel, um die Blase und die Harnröhre zu betäuben.

Essen Sie täglich Honig, um Infektionen der Harnwege vorzubeugen oder sie im Anfangsstadium zu behandeln. Honig beseitigt zuverlässig *E. coli*, den Erreger, der am häufigsten für diese Infektionen verantwortlich ist. Er vermehrt sich rasch und bildet schnell Biofilme, schleimige Massen von Bakterien, die aneinander und an anderen Flächen haften. Sie sind bisweilen sehr schwer zu beseitigen, weil sie gegen Antibiotika resistent sind. Zum Glück hemmt Honig schon in geringer Dosis die Bildung von Biofilmen spürbar.[20] Manuka-Honig (UMF 15+) ist insofern besonders wirksam und verhindert auch das Anhaften dieser Biofilme an Vinyl, zum Beispiel bei Blasenkathetern. Biofilme an medizinischen Instrumenten lösen oft Infektionen der Harnwege aus.

Dieser Tee mit Honig kann helfen, die Krankheitserreger und die unangenehmen Symptome zu beseitigen.[21]

Honig-Zimt-Tee

- 240 ml warmes, gefiltertes Wasser
- 1 TL Rohhonig
- ¼ TL Zimtpulver
- ¼ Zitrone

1. Das Wasser erwärmen (auf maximal 35 °C).
2. Den Honig langsam einrühren, bis er schmilzt.
3. Den Zimt in das Wasser streuen.
4. Den Saft der Zitrone in das Wasser pressen.
5. Diesen Tee in eine Warmhalteflasche gießen und während des Tages schluckweise trinken. Drei Tassen am Tag trinken.

Durch Katheter ausgelöste Infektionen

Katheter sind weiche Röhren aus dünnem Silikon, Gummi, Vinyl oder Plastik, die Flüssigkeiten aus dem Körper ableiten oder sie ihm zuführen.

Bei Nierenkranken wird das Blut mithilfe von Kathetern gereinigt und überschüssige Flüssigkeit aus dem Körper entfernt, wenn die Nieren zu dieser Aufgabe nicht selbst imstande sind. Man schiebt den Katheter unter die Haut im Nacken und hält ihn sauber und trocken, um Infektionen vorzubeugen. Dennoch überziehen oft Plasmaproteine die Oberfläche des Katheters und locken Bakterien an, die auf der Haut leben. Wenn sie die Austrittsstelle des Katheters befallen und von dort aus ins Blut gelangen, ist eine Blutvergiftung die Folge. Die Immunreaktion auf diese Infektion kann zu einem septischen Schock führen, der mitunter tödlich ist.

Einige Bakterien, die sich an der Austrittsstelle ansammeln, sind resistent gegen Antibiotika und daher schwer zu beseitigen. Antiseptische Mittel wie *Mupirocin* töten zwar viele dieser Keime ab, doch einige vermehren sich weiter. Zudem haben antibiotische Salben bisweilen unangenehme Nebenwirkungen, unter anderem Durchfall und Hautreizungen. Während einer Studie wurde Medihoney, eine Wundauflage aus Manuka-Honig, dreimal wöchentlich Patienten verabreicht, die sich einer Blutwäsche unterziehen mussten. Diese Wundauflage reduzierte Infektionen der Austrittsstelle und Blutvergiftungen ebenso wirksam wie Mupirocin und bekämpfte antibiotikaresistente Mikroorganismen effektiver als das Medikament.[22] Obendrein war der Honig verträglicher und billiger als Antibiotika.

Lippenherpes

Lippenherpes oder Fieberbläschen sind Infektionen mit dem Virus *Herpes simplex* (HSV-1) auf der Haut rund um den Mund. An den Lippen und in ihrer Umgebung bilden sich Bläschen, die nach einiger Zeit aufbrechen und eine klare Flüssigkeit absondern. Dann bildet sich eine Kruste.

Die Bläschen treten meist in Clustern (Gruppen) auf und sind rot, geschwollen und entzündet. Sie können mit Fieber und vergrößerten Halsdrüsen auftreten. Manche Lippenbläschen verschwinden nach einigen Tagen, andere erst nach Wochen.

Das *Herpes-simplex*-Virus ist ansteckend. Daher kann die Berührung der befallenen Haut oder das gemeinsame Benutzen von Geschirr und Essbesteck, Zahnbürsten oder Rasierapparaten die Infektion verbreiten. Das Virus gelangt durch Risse oder winzige Schnittwunden in die Haut. Deshalb dürfen Sie niemandem einen Gutenachtkuss geben und Ihr Weinglas nicht mit anderen teilen, sobald Symptome auftreten. Wenn das Virus einmal in den Körper gelangt ist, bleibt es dort. Es ist nicht immer klar, warum ein Ausbruch erfolgt; aber Stress und ein schwaches Immunsystem gelten als Auslöser. Antivirale Cremes, Salben oder Tabletten können die Symptome lindern, doch meist heilen die Bläschen dann nur einen oder zwei Tage früher ab als ohne Behandlung.

Diese paar Tage können allerdings während eines Ausbruchs äußerst wichtig sein. Die Bläschen sind nicht nur schmerzhaft, sondern manchen Betroffenen auch peinlich. Das Hautprickeln kurz vor einem Ausbruch kann dazu führen, dass Betroffene sich sogar verstecken, bis die Bläschen verschwunden sind. Ein verbreitetes Mittel zur Herpestherapie ist Acyclovir-Creme. Dieses antivirale Medikament verhindert zwar keine Ansteckung, bisweilen aber die Bläschenbildung.

Honig ist sogar wirksamer als Acyclovir. Eine Studie untersuchte Menschen mit wiederkehrenden Ausbrüchen und verwendete während eines Ausbruchs Honig und während des nächsten Acyclovir. Verglichen mit Acyclovir, verkürzte Honig die Dauer der Symptome um 35 Prozent, die Schmerzen um 39 Prozent, die Verkrustung um 28 Prozent und die durchschnittliche Genesungszeit um 43 Prozent stärker als Acyclovir. Bei zwei der acht Patienten in der Honig-Gruppe verschwanden die Symptome vollständig. In der Acyclovir-Gruppe geschah das nicht.[23]

Wenn Sie beim ersten Anzeichen für einen Ausbruch betroffene Teile der Lippen mit Honig bestreichen und diese Behandlung während des ganzen Ausbruchs fortsetzen, sollten die Bläschen schneller abheilen.

Genitalherpes

Viele Menschen leiden an Genitalherpes, ohne es zu wissen. Die Ursache dieser Krankheit ist meist das *Herpes-simplex*-Virus Typ 2 (HSV-2), seltener das *Herpes-simplex*-Virus Typ 1 (HSV-1). Es verbreitet sich durch sexuelle Kontakte und ist sehr ansteckend.

Betroffene weisen oft nur leichte oder gar keine Symptome auf. Mögliche Symptome sind Juckreiz und Schmerzen im Genitalbereich und Wunden, die wie kleine rote oder weiße Bläschen aussehen. Sie können platzen, nässen und später verschorfen. Wiederholte Ausbrüche sind häufig, aber nach dem ersten Ausbruch sind die Symptome meist milder. Für Genitalherpes gibt es keine Heilung, doch eine Behandlung mit antiviralen Medikamenten kann dazu beitragen, dass die Wunden schneller heilen und seltener auftreten. Die

Therapie kann zudem das Infektionsrisiko für andere Menschen verringern. Das ist besonders wichtig, weil das Virus sich unabhängig davon verbreitet, ob sichtbare Bläschen vorhanden sind oder nicht.

Medikamente gegen Genitalherpes sind verschreibungspflichtig. Eine leicht verfügbare und billige Alternative ist Honig. Patienten, die immer wieder an Genitalherpes erkranken, wurden während eines Ausbruchs mit Honig und während eines anderen Ausbruchs mit Acyclovir-Salbe behandelt. Acyclovir wird meist angewandt, um die Virus-DNA zu blockieren, sodass der Erreger sich nicht replizieren kann. Der Honig verringerte die durchschnittliche Dauer des Ausbruchs um 53 Prozent, die Schmerzen um 50 Prozent, die Verkrustung um 49 Prozent und die Heilungszeit um 59 Prozent besser als Acyclovir, und zwar ohne Nebenwirkungen. Acyclovir-Salbe rief bei einigen Patienten lokalen Juckreiz hervor.[24]

Eine dünne Honigschicht auf betroffenen Hautpartien beschleunigt die Heilung und lindert Schmerzen.

Leishmaniose

Diese Krankheit wird von Sandfliegen übertragen, die mit *Leishmanien* (einer Protozoenart) infiziert sind. Davon gibt es mehr als 20 Arten. Wenn diese Fliegen einen Menschen stechen, geben sie die Parasiten an ihn weiter. An dieser Krankheit leiden Millionen von Menschen in mehr als 90 Ländern der Welt. Jeder kann sich in einem Land anstecken, in dem die Parasiten heimisch sind.

Die häufigste Form ist die *kutane Leishmaniose*, die sich zu einem oder mehreren Geschwüren mit erhabenen Rändern entwickeln kann. Symptome treten oft ein paar Wochen oder Monate nach der Infektion auf, zunächst als Papeln. Manche Wunden sind feucht und sondern Eiter ab, andere verkrusten oder bilden Schuppen. Das kann unangenehm sein, wenn die Wunden sich im Gesicht befinden, was häufig vorkommt. Geschwüre neigen zu Sekundärinfektionen und manchmal breiten sie sich auf Schleimhäute (in den Körperhöhlen und auf inneren Organen) aus, wenn sie nicht behandelt werden.

Es gibt viele Möglichkeiten, eine Haut-Leishmaniose zu behandeln, aber keine ist sowohl wirksam als auch völlig unbedenklich. Deshalb ist Honig als Tonikum interessant; er kann helfen, die Wunden zu heilen. Im Labor wurde festgestellt, dass Honig drei Arten von Leishmanien abtötet.[25] Die heilende Wirkung des Honigs bei vielen Arten von Geschwüren ist gut nachgewiesen: Er verringert die Größe des Geschwürs und die Heilungszeit, verkleinert Geschwüre und lindert Schmerzen und die Rötung. Zudem wirkt Honig antimikrobiell und verhindert Sekundärinfektionen der Wunden eindrucksvoll. Hochwertiger Rohhonig mit standardisierter antimikrobieller Wirkung ist wahrscheinlich die wirksamste Honigart bei Leishmaniose-Wunden.

Pseudomonas-Infektion

Pseudomonas-Bakterien leben auf der ganzen Welt im Boden und im Wasser. Sie gedeihen in einem feuchten Milieu, zum Beispiel in Whirlpools, Spültischen, Toiletten, zu schwach chlorierten Schwimmbecken und sogar in alten antiseptischen Lösungen. Sie können Ohren, Augen, Wunden, die Harnwege und die Lungen entzünden. Schwere Infektionen haben weitreichende Folgen für die Gesundheit. Oft vergrößern medizinische Geräte das Infektionsrisiko. Viele Krankheiten beginnen in Krankenhäusern. Bei Menschen mit einem geschwächten Immunsystem, mit Diabetes oder mit Mukoviszidose ist das Risiko ebenfalls erhöht. Externe Infektionen werden meist mit oralen Antibiotika behandelt, interne mit intravenös verabreichten Medikamenten.

Chronisch mit Pseudomonas infizierte Wunden sind schwer zu behandeln, weil die Bakterien Biofilme bilden, schleimige Nährböden für die Erreger, die aneinander und an Oberflächen haften. Diese Biofilme sind meist sehr widerstandsfähig gegen Antibiotika. Medihoney, eine Wundauflage aus Manuka-Honig, hemmt nachweislich die Bildung von Biofilmen und in höheren Konzentrationen die Vermehrung und die Lebensfähigkeit bereits vorhandener Biofilme.[26] Sowohl Manuka-Honig als auch ein Almhonig hemmten das Wachstum von 17 verschiedenen Pseudomonas-Stämmen, die aus Brandwunden isoliert wurden. Selbst wenn der Honig um das Zehnfache verdünnt wurde, nahm die antibakterielle Wirkung nicht ab.[27]

Honig wirkt gegen diesen Bakterientyp, weil er mehrere seiner Prozesse und Strukturen schädigt. Er zerstört die Geißeln der Erreger, sodass sie sich nicht mehr bewegen, sich nicht an Gewebe heften und keinen Biofilm bilden können.[28] Zudem schränkt er die Fähigkeit der Erreger ein, ihrem Wirt Eisen zu entnehmen, das sie für ihr Überleben benötigen.[29]

Honig ist daher ein wirksames Mittel im Kampf gegen Pseudomonas. Er hilft, Wunden schneller zu heilen oder sogar der Infektion vorzubeugen.

Staphylokokkeninfektion

Es gibt mehr als 30 Arten von Staphylokokkeninfektionen. Die meisten werden von *Staphylococcus aureus (S. aureus)* verursacht. Diese Bakterien sind für Hautinfektionen, Lungenentzündung, Nahrungsmittelvergiftungen, Blutvergiftung und das toxische Schocksyndrom verantwortlich. Am häufigsten kommen Hautentzündungen vor, die fast immer mild verlaufen. Sichtbare Symptome sind Pickel, Pusteln oder Furunkel. In schweren Fällen treten geschwollene rote Ausschläge auf, die eitern oder nässen.

Viele Menschen haben diese Bakterien auf der Haut oder in der Nase, ohne dass sich Symptome einstellen. Die Bakterien dringen durch Schnitt- oder Schürfwunden in die Haut ein; deshalb ist es wichtig, Wunden sauber zu halten und sich regelmäßig die Hände zu waschen. Wenn die Erreger in den Körper und ins Blut gelangen, können lebensgefährliche Entzündungen in verschiedenen Organen auftreten. Kleinere Infektionen werden meist mit Antibiotika oder einer Drainage der infizierten Stellen behandelt. In schweren Fällen ist eine Einweisung ins Krankenhaus notwendig. Viele Staphylokokkenarten sind heute resistent gegen Antibiotika. Daher brauchen wir neue Therapien, um diese allgegenwärtigen Erreger zu bekämpfen.

Manuka-Honig hemmt Infektionen durch *S. aureus* sehr wirksam. Im Rahmen einer Studie wiesen 16 von 108 Patienten mit chronischen venösen Beingeschwüren methicillinresistente *S. aureus* auf. Diese Stämme sind gegen alle Penizillinpräparate resistent. Nach vierwöchiger Behandlung mit Manuka-Honig waren in 70 Prozent der Wunden keine methicillinresistenten *S. aureus* mehr auffindbar. In der Gruppe, die mit Hydrogel-Verbänden behandelt wurde, wurden nur 16 Prozent der methicillinresistenten Bakterien abgetötet.[30] Hydrogel wird für die Wundversorgung häufig verwendet, um die Heilung zu fördern und Infektionen vorzubeugen.

Zum Glück hilft nicht nur Manuka-Honig gegen Staphylokokken. Der chilenische Honig Ulmo 90 ist gegen resistente Stämme sogar noch wirksamer.[31] Honig wirkt gegen einzelne Zellen von *S. aureus* und gegen Biofilme, schleimige Zellmassen, die sehr schwer zu beseitigen sind. Der Honig vernichtete bis zu 82 Prozent der anfälligen Biofilmstämme und bis zu 73 Prozent der resistenten Biofilmstämme.[32]

Honig kann die Heilung beschleunigen, indem er diese Infektionen verhindert oder die Erreger beseitigt, sowohl anfällige als auch resistente Stämme.

Windpocken

Windpocken sind eine Infektionskrankheit, die das *Varicella-zoster*-Virus auslöst. Die Krankheit verläuft meist mild, aber Babys, Menschen mit geschwächtem Immunsystem und Patienten, die Steroide einnehmen, müssen mit schweren Komplikationen rechnen.

Symptome treten etwa zwei Wochen nach der Infektion auf und halten sieben bis vierzehn Tage an. Fieber, Kopfschmerzen und ein allgemeines Krankheitsgefühl entwickeln sich zuerst; dann folgen rote Bläschen, die sich mit Flüssigkeit füllen. Die Bläschen brechen auf und verschorfen. Hunderte dieser juckenden Bläschen breiten sich über den ganzen Körper aus. Die Krankheit ist sehr ansteckend für Menschen, die nie zuvor infiziert waren. Die Viren verbreiten sich hauptsächlich durch die Berührung der Bläschen eines Infizierten und durch das Einatmen von Tröpfchen in der Luft.

Hafermehlbäder können den Juckreiz lindern. Bei ansonsten gesunden Menschen ist eine medizinische Behandlung oft nicht notwendig, weil die Krankheit von selbst ausheilt. Galmei-Lotion oder Hafermehlbäder lindern den Juckreiz, und Medikamente, die kein Aspirin enthalten, können Fieber senken. Der Einsatz von Aspirin bei Kindern, die Windpocken haben, wird mit dem Reye-Syndrom in Verbindung gebracht, einer schweren Krankheit, die das Gehirn und die Leber schädigt. Impfstoffe können Windpocken in 98 Prozent aller Fälle verhindern.

In manchen Ländern besteht ein Mangel an Impfstoffen oder antiviralen Medikamenten. Verantwortlich hierfür sind finanzielle, religiöse, geografische oder logistische Probleme. Mit Honig kann man den Windpocken zwar nicht vorbeugen, aber er beschleunigt die Heilung. Er ist unbedenklich und überall erhältlich, ein praktisches Naturheilmittel, das Menschen in fast allen Teilen der Welt nutzen. Honig lindert Entzündungen, Schmerzen und Juckreiz und trägt dazu bei, dass Patienten sich wohler fühlen. Zudem hat er nachweislich eine antivirale Wirkung. Manuka- und Kleehonig wurden Kulturen mit menschlichen Zellen beigegeben, die mit Windpockenviren infiziert waren. Beide Honigarten hatten eine deutliche Wirkung gegen das *Varizella-zoster*-Virus.[33]

Wärmen Sie den Honig auf und streichen Sie ihn dünn auf die Bläschen. Lassen Sie ihn etwa 15 Minuten einwirken und wischen Sie ihn dann mit einem warmen Lappen sanft ab. Wiederholen Sie diese Prozedur mehrere Male am Tag.

Wundbrand

Wundbrand oder Gangrän ist eine ernste Erkrankung, bei der schlechte Durchblutung oder eine schwere bakterielle Infektion dazu führen, dass Körpergewebe abstirbt. Betroffen sind meist die Zehen, Füße, Finger und Hände. Mögliche Ursachen sind Verletzungen, Infektionen oder eine gestörte Versorgung mit Blut, zum Beispiel bei Diabetes und Arteriosklerose.

Andere Körperteile können ebenfalls betroffen sein, etwa die Geschlechtsorgane und deren Umgebung. Diese Form des Wundbrandes nennt man *Fourniersche Gangrän*. Ihre Ursache ist eine bakterielle Infektion. Symptome dieses schweren Krankheitszustandes sind plötzliche Schmerzen, denen bald eine Gewebeschwellung folgt. Die Haut färbt sich bläulich grau. Das Hautgewebe beginnt abzusterben und sondert einen starken, üblen Geruch ab. Die Behandlung muss schnell beginnen, weil die Bakterien sonst ins Blut gelangen und einen septischen Schock auslösen, der lebensbedrohlich ist. Wenn ein Wundbrand einmal begonnen hat, ist er nicht mehr rückgängig zu machen. Das Behandlungsziel besteht darin, weitere Gewebeschäden zu verhindern. Manchmal wird das abgestorbene (nekrotische) Gewebe chirurgisch entfernt, damit die Gangrän sich nicht ausbreiten kann. Auch Antibiotika werden eingesetzt.

Das Sterberisiko bei dieser Infektion ist hoch. Es beträgt durchschnittlich 20 bis 30 Prozent, trotz der Behandlung mit Antibiotika und Operationen. Daher lohnt sich jede zusätzliche Maßnahme im Kampf gegen die Bakterien. Wundauflagen mit Rohhonig als Ergänzung der Therapie bei Patienten mit Fournier-Gangrän brachten bessere klinische und kosmetische Ergebnisse als die übliche Behandlung allein.[34] Diese zusätzliche Maßnahme könnte die Sterberate bei den Patienten senken und ihre Lebensqualität verbessern.

Magengeschwüre

Geschwüre sind Löcher in der schützenden Schleimhaut des Magens, des Dünndarms und der Speiseröhre. Die Wunden verursachen Schmerzen, Völlegefühl, Sodbrennen, Übelkeit und Überempfindlichkeit gegen fetthaltiges Essen. Als Ursache gilt eine Infektion mit *Helicobacter pylori (H. pylori)*. Schmerzmittel- und Alkoholmissbrauch, Rauchen oder Stress spielen ebenfalls eine Rolle. Behandelt wird die Krankheit mit Antibiotika, um die Erreger abzutöten. Oft werden auch Medikamente verordnet, die die Magensäure neutralisieren oder ihre Produktion blockieren oder verringern. Wichtig ist, dass die Einnahme von Schmerzmitteln, das Rauchen und der Alkoholkonsum stark reduziert oder aufgegeben werden.

Honig kann bei der Behandlung von Geschwüren eine große Hilfe sein. Eine Studie mit Patienten, die mithilfe eines Harnstoff-Atemtests positiv auf *H. pylori* getestet worden waren, bekamen täglich eine Mischung aus etwa fünf Teelöffeln Honig und Schwarzkümmel. Nach zwei Wochen unterzogen sich die Patienten erneut einem Test. Diesmal war *H. pylori* bei 57 Prozent der Teilnehmer nicht mehr nachweisbar. Das lässt darauf schließen, dass die Infektion überwunden und das Risiko für Magengeschwüre wegen dieser Bakterien beseitigt war.[35] Die Magen-Darm-Symptome hatten sich ebenfalls gebessert.

Eine Studie mit Ratten, bei denen durch Ethansäure Magengeschwüre hervorgerufen worden waren, stellte fest, dass eine Behandlung mit Manuka-Honig die Proteine schützte, die für die Sekretion von Schleim notwendig sind und die Magenschleimhaut vor Säureschäden schützen. Honig hat eine antioxidative und entzündungshemmende Wirkung und senkt die Zahl der absterbenden Zellen in der Magenschleimhaut erheblich.[36]

Ein Teelöffel Honig am Tag, auf Wunsch auch in lauwarmem Tee oder auf Toast, trägt zur Heilung von Magengeschwüren bei, deren Ursache *H. pylori* oder eine Überproduktion von Magensäure ist.

Morbus Crohn

Morbus Crohn ist eine chronische entzündliche Darmkrankheit, die Teile der Schleimhaut im Verdauungstrakt befällt, vor allem das tiefe Gewebe des Dünndarms und den Anfang des Dickdarms. Die Symptome entwickeln sich allmählich und können plötzlich aufflammen und zeitweilig verschwinden. Betroffene leiden an Magenschmerzen und -krämpfen, Appetitlosigkeit, Mastdarmblutungen, Erschöpfung und Fieber.

Die Ursache der Krankheit ist unbekannt. Manchmal ist sie erblich bedingt, aber auch Viren und Bakterien können eine abnorme Immunreaktion auslösen, die dann Zellen im Verdauungskanal angreift. In schweren Fällen wird manchmal eine Operation empfohlen; doch die meisten Patienten werden mit Medikamenten behandelt, die Entzündungen oder das Immunsystem hemmen. Auch Antibiotika werden eingesetzt, um schädliche Darmbakterien abzutöten.

Diese Krankheit kann sehr belastend sein und die Lebensqualität stark beeinträchtigen. In manchen Fällen können Medikamente Ausbrüche nicht vollständig abmildern oder verhindern. Wir brauchen daher alternative Therapien, die die Therapie unterstützen. Die Ernährung hat Einfluss darauf, wie der Körper auf genetischen und umweltbedingten Stress reagiert, und sie kann den Ausbruch der Krankheit begünstigen. Honig kann das Risiko, an Morbus Crohn zu erkranken, erheblich senken. Das bestätigte sich, als neu diagnostizierte Patienten und eine Gruppe von Gesunden im Rahmen einer Studie Fragebögen ausfüllten, die Auskunft über ihre Ernährung gaben. Es ist noch nicht bekannt, ob falsche Ernährung unmittelbar mit Morbus Crohn zusammenhängt oder ob sie andere Faktoren beeinflusst, die bei der Erkrankung eine Rolle spielen.[37] Auf jeden Fall könnte Honig einen gewissen Schutz vor der Krankheitsentstehung bieten.

Colitis ulcerosa

Colitis ulcerosa ist eine chronische Entzündung der inneren Schleimhautschicht des Dickdarms. Die Symptome hängen davon ab, wo die Entzündung lokalisiert ist. Sie sind meist leicht bis moderat und klingen von Zeit zu Zeit ab. Typisch sind Durchfall mit Blut oder Eiter, Blutungen im Enddarm, Schmerzen im Enddarm oder im Bauchraum, Stuhldrang oder Verstopfung, Fieber, starke Müdigkeit und Gewichtsabnahme. Die Behandlung besteht unter anderem aus entzündungshemmenden Medikamenten und Immunsuppressiva. In schweren Fällen kann es notwendig sein, den Dickdarm und den Enddarm chirurgisch zu entfernen.

Neben der Entzündung ist bei der *Colitis ulcerosa* häufig eine Abnahme von Antioxidantien zu beobachten. Honig kann nicht nur die Entzündung lindern, sondern er enthält auch Antioxidantien, die die oxidative Belastung verringern und die Heilung des Darmgewebes fördern. Bei Ratten mit künstlich hervorgerufener *Colitis ulcerosa* reduzierte Honig die chemischen Oxidations- und Entzündungsmarker und verhinderte das Absterben von Zellen.

Honig hilft auch, das geschädigte Gewebe der Darmschleimhaut zu regenerieren.[38] Der Konsum von Manuka-Honig verbesserte bei Ratten innerhalb von 14 Tagen den antioxidativen Status und schützte den Darm vor Schäden.[39] Sulfasalazin, ein entzündungshemmendes Medikament, und Manuka-Honig hatten eine additive Wirkung, linderten die Darmentzündung deutlich und verbesserten den Gehalt an Antioxidantien. Das Medikament oder der Honig allein waren weniger wirksam.[40] In einer anderen Studie mit Ratten, die an *Colitis ulcerosa* litten, erwies sich Honig als ebenso wirksam wie Prednisolon, ein Steroid, mit dem viele entzündliche Krankheiten behandelt werden.[41]

Honig kann allein oder zusammen mit Medikamenten die Symptome einer *Colitis ulcerosa* lindern und die Gesundheit des Darmes verbessern.

Bandwürmer

Bandwürmer sind Darmparasiten, die Tiere und Menschen befallen. Kontaminierte Nahrungsmittel und Wasser mit winzigen Bandwurmeiern sind eine häufige Infektionsquelle. Wenn die Eier geschluckt werden, entwickeln sie sich im Darm zu Larven und wandern in andere Gewebe, meist in die Leber und in die Lungen, wo sie Zysten bilden. Die Würmer können bis zu 15 Meter lang und mehr als 20 Jahre alt werden.

Viele Menschen mit Darminfektionen haben keine Symptome; bei anderen kommt es zu Übelkeit, Durchfall, Schwäche, Gewichtsabnahme und Bauchschmerzen. Wenn sich Zysten in anderen Organen entwickelt haben, können Fieber, zystische Geschwulste oder allergische Reaktionen auftreten. Schwere Infektionen können sogar zu Krampfanfällen führen. Nach einer Diagnose verschreibt der Arzt Medikamente zum Einnehmen, die Bandwürmer töten. Zysten werden drainiert oder durch eine Operation entfernt.

Wenn der Verdacht auf Bandwürmer besteht oder wenn sie diagnostiziert wurden, sollten Sie Honig essen. Mediziner mischten Honig in unterschiedlichen Konzentrationen in

Reagenzgläser mit mindestens 500 jungen Bandwürmern. Bereits ein Honiganteil von zehn Prozent tötete alle Parasiten ab. Die Ersten starben schon nach drei Minuten.[42]

Honig ist ein starkes Mittel gegen Parasiten und kann Bandwürmer in allen Stadien ihres Lebenszyklus vernichten.

Candidiasis

Candidiasis ist eine Pilzinfektion, die von dem hefeähnlichen Pilz *Candida* verursacht wird. Es gibt mehr als 20 Candida-Arten, die Menschen befallen können, aber *Candida albicans* ist die häufigste.

Diese Hefen leben normalerweise auf der Haut und auf den Schleimhäuten und sind meist harmlos. Wenn jedoch im Körper ein günstiges Milieu für Candida herrscht, kann der Pilz den Mund, die Scheide, die Harnwege und den Magen infizieren. Die häufigsten Ursachen für eine übermäßige Vermehrung dieses Pilzes sind Medikamente, Schwangerschaft, bakterielle Infektionen, Übergewicht und ein überlastetes Immunsystem. Vaginale Hefeinfektionen, weiße Wunden auf der Zunge oder innen an der Wange, schmerzhafte Risse in der Haut oder an den Mundwinkeln oder verkrustete Hautausschläge an den Fingern, an den Zehen und in der Leistenbeuge sind Candida-Symptome.

Die Infektion wird meist bis zu zwei Wochen lang mit einem Antipilzmittel behandelt. Um die Therapie zu unterstützen, sollten Sie Zucker und Hefe einschränken und Probiotika einnehmen.

Honig kann das Wachstum von Candida ebenfalls hemmen.[43] Man kann ihn essen, auf die Haut auftragen oder mit warmem Wasser verdünnen und mit der Zunge im Mund verteilen.

Wenn Candida Biofilme bildet, ist sie bisweilen extrem schwierig zu behandeln. Das geschieht, wenn die Zellen in eine Matrix außerhalb der Zellen eindringen und aneinander und an anderen Oberflächen kleben. Sie sind oft immun gegen Antibiotika, können der natürlichen Abwehr des Körpers entkommen und lösen häufig chronische Infektionen aus. In diesem Fall kann Jujube-Honig reife Biofilme auflösen und dünner machen. Dieser Honig hemmt zudem die Bildung neuer Biofilme und beugt chronischen Infektionen vor.[44]

Kleienpilzflechte

Diese Hautkrankheit wird vom Hefepilz *Malassezia* verursacht, den die meisten Menschen ohne Probleme auf der Haut tragen. Wenn er sich jedoch übermäßig vermehrt und eine Infektion hervorruft, stört er die normale Pigmentierung der Haut. Die Folge sind Flecke, die abnorm hell oder dunkel aussehen. Der Pilz kann einen leichten Juckreiz und leichte Schuppenbildung auslösen und ist bei Sonneneinstrahlung aktiver.

Es ist nicht genau bekannt, warum solche Infektionen auftreten, aber heißes, feuchtes Wetter, fettige Haut, Hormonstörungen und ein geschwächtes Immunsystem tragen zu der Erkrankung bei. Dieser Pilz ist nicht ansteckend und befällt hauptsächlich Teenager und junge Erwachsene. Rezeptfreie Antipilzmittel zum Schlucken oder Einreiben können die Haut heilen, doch schwere Infektionen erfordern wahrscheinlich ein verschreibungspflichtiges Medikament. Die Pigmentierung sollte sich nach einigen Wochen oder Monaten normalisieren. Allerdings kann der Pilz zurückkehren, sodass Sie ihn erneut behandeln müssen.

Ein einfaches und preiswertes Hausmittel, das zur Beseitigung des Pilzes und aller Symptome beiträgt, ist Honig. In einer Studie wurde eine Mischung aus Honig, Olivenöl und Bienenwachs bis zu vier Wochen lang dreimal täglich auf die Haut von Patienten aufgetragen. 86 Prozent sprachen gut auf die Behandlung an und ihre Symptome (Juckreiz und Hautschuppen) besserten sich. 75 Prozent der Patienten wurden vollständig geheilt.[45]

Sie können Honig, Olivenöl und Bienenwachs zu gleichen Teilen mischen und auf der Haut verteilen. Aber Honig allein ist ebenfalls wirksam, nicht nur bei Malassezia. Im Rahmen einer Studie beseitigte Honig diesen Pilz auf der Kopfhaut von Patienten mit seborrhoischer Dermatitis (die wir meist Schuppen nennen) und beugte einer neuerlichen Infektion vor.[46]

Leistenpilz

Der Fachausdruck für diesen Pilz lautet *Tinea cruris*. Er ist eine leicht ansteckende Pilzinfektion in der Leistengegend. Der Pilz kann sich entwickeln, wenn er einen warmen, feuchten Platz findet. Die Haut in der Leiste rötet sich und der Pilz breitet sich oft auf die Innenseite der Oberschenkel, die Genitalien und das Gesäß aus. Typische Symptome sind Juckreiz und eine trockene, schuppende Haut mit roten Bläschen, die sich mit Eiter füllen und manchmal nässen.

Der Leistenpilz kommt bei Männern häufiger vor als bei Frauen. Auch Menschen, die stark schwitzen, an Diabetes oder an einem geschwächten Immunsystem leiden oder enge Unterwäsche tragen, sind öfter betroffen. Übertragen wird er durch direkten Kontakt. Benutzen Sie also nicht das Handtuch einer infizierten Person. Da dieser Pilz auch ein Fußpilz ist, müssen Sie auch darauf achten, ihn nicht vom Fuß auf die Leiste und umgekehrt zu übertragen. Halten Sie beide Hautpartien sauber und trocken, damit der Pilz sich nicht ausbreitet. Mit Salben, Lotionen oder Sprays kann man leichte Infektionen innerhalb einiger Wochen heilen. Bei schwereren oder wiederkehrenden Infektionen können verschreibungspflichtige Antimykotika notwendig sein.

Tragen Sie eine Lösung aus Honig, Olivenöl und Bienenwachs auf infizierte Stellen auf, um Rötung, Juckreiz, Schmerzen und Abschuppen zu reduzieren. Im Laufe von vier Wochen sprachen 78 Prozent der Patienten gut auf diese Behandlung an, als sie die Lösung dreimal täglich auftrugen. Bei 71 Prozent der Testpersonen verschwand der Pilz vollständig.[47]

Honigsalbe gegen Leistenpilz

- 1 EL Honig
- 1 EL Olivenöl
- 1 Knoblauchzehe, geviertelt

1. Das Olivenöl auf dem Herd erhitzen und den Knoblauch hineinschütten. Etwa 10 Minuten köcheln lassen.

2. Vom Herd nehmen und auf eine lauwarme Temperatur abkühlen lassen.
3. Den Knoblauch herausnehmen und den Honig gut einrühren.
4. Diese Mischung gleichmäßig auf der betroffenen Haut verteilen und 30 Minuten einwirken lassen.
5. Dann abwaschen. Diese Prozedur zwei- bis dreimal täglich anwenden, bis die Infektion beseitigt ist.

Ringelflechte

Dieser Pilz befällt die oberen Hautschichten und verursacht einen roten Ausschlag, der Kreise oder Ringe bildet, in deren Mitte die Haut abheilt. Der Pilz kann jeden Körperteil mit einem oder mehreren Ringen infizieren. Er ist ansteckend. Schon das Berühren der Bettwäsche, der Handtücher oder von Gegenständen, die in Kontakt mit dem Pilz gekommen sind, kann eine Infektion auslösen. Kinder sind am anfälligsten. Anfangs ist der juckende Ausschlag rot und flach. Später kann sich die Haut mit eitrigen Pusteln entzünden. Rezeptfreie Antipilzmittel können die Infektion heilen, doch in schweren Fällen sind verschreibungspflichtige Antimykotika notwendig.

Ein einfaches Hausmittel, das sehr wirksam sein kann, ist Honig. In einer Studie erhielten Patienten mit klinisch diagnostizierter Ringelflechte bis zu vier Wochen lang dreimal täglich eine Mischung aus Honig, Bienenwachs und Olivenöl zum Auftragen auf die betroffenen Hautflächen. Bei 75 Prozent der Patienten linderte diese Mischung die Rötung, die Schmerzen und das Abschuppen der Pusteln. Bei

62 Prozent der Patienten wurde der Pilz vollständig beseitigt.[48] Die Salbe gegen Leistenflechte eignet sich auch für die Behandlung der Ringelflechte (Rezept auf Seite 48).

Seborrhoische Dermatitis

Diese verbreitete Hautentzündung befällt hauptsächlich die Kopfhaut, aber auch andere fettige Körperteile, zum Beispiel die Nasenflügel, die Augenlider und den Brustkorb. Man nimmt an, dass die Ursache eine fehlerhafte Immunreaktion auf *Malassezia furfur* ist, einen Pilz, der häufig auf den Talgdrüsen der Haut zu finden ist. Die Haut wird rot und juckt und es bilden sich Flecken mit weißen oder gelben Schuppen. Auch im Haar, in den Augenbrauen oder im Bart sind bisweilen Hautschuppen zu sehen. Leichte Fälle sind durch tägliches Waschen leicht zu behandeln. Es reduziert den Talg und die Ansammlung von Hautzellen. Für schwierigere Fälle gibt es medizinische Shampoos, um die Entzündung zu lindern und den Pilz abzutöten.

Neuere Studien belegen, dass auch Honig gegen diesen Pilz wirkt.[49] Wenn man ihn auf betroffene Hautpartien aufträgt, lindert er die Symptome der Infektion und kann sogar den Pilz beseitigen und Neuinfektionen verhindern. Das wurde in einer Studie nachgewiesen: Eine Gruppe von Patienten mit seborrhoischer Dermatitis rieb jeden zweiten Tag mehrere Minuten lang eine Honiglösung (neun Teile Honig, ein Teil Wasser) in die Haut ein und ließ ihn vor der Kopfwäsche drei Stunden einwirken. Eine zweite Gruppe benutzte keinen Honig. Nach einer Woche war bei allen Patienten in der ersten Gruppe eine sehr deutliche Besserung zu verzeichnen, was die Schuppenbildung und den Juckreiz anbelangte. Innerhalb von zwei Wochen heilten Hautwunden ab. Am Ende der sechsmonatigen Studie glaubten einige Patienten sogar, ihr Haarausfall habe nachgelassen. Kein Patient in der Honig-Gruppe erlitt einen Rückfall, aber in der zweiten Gruppe (ohne Honig) kehrten die Symptome bei den meisten Patienten zurück.[50]

Diabetes

Diabetes ist eine Krankheit, die den Glukosestoffwechsel beeinflusst und zu einem erhöhten Blutzuckerspiegel führt. Es gibt drei Arten von Diabetes: Beim Diabetes Typ 1 produziert die Bauchspeicheldrüse zu wenig oder gar kein Insulin, beim Diabetes Typ 2 bildet dieses Organ zwar Insulin, aber der Körper verwertet es nicht so, wie er sollte, und beim Schwangerschaftsdiabetes ist der Blutzuckerspiegel ebenfalls erhöht. Manche Menschen sind genetisch für Diabetes veranlagt, aber auch Übergewicht ist ein Risikofaktor. Symptome eines Diabetes sind Durst, häufiger Harndrang, starke Müdigkeit, Kribbeln, Taubheit in den Händen oder Füßen sowie unscharfes Sehen. Die Behandlung des Diabetes schließt Bewegung, gesunde Ernährung und die Überwachung des Blutzuckerspiegels ein. Viele Diabetiker benötigen tägliche Insulinspritzen.

Man könnte nun glauben, dass der zuckerhaltige Honig für Diabetiker schädlich sei. Aber er hat auf den Körper nicht die gleiche Wirkung wie Zucker, vor allem nicht auf den Blutzuckerspiegel. Als Mediziner Diabetikern vom Typ 1 zwölf Wochen lang Honig verabreichten, stellten sie fest, dass der

Nüchternblutzuckerspiegel deutlich gesunken war. Das ist eine gute Nachricht für Menschen, die einen gesunden Blutzuckerspiegel anstreben. Zudem reduzierte der Honig das Gesamtcholesterin, die Triglyzeride und den LDL-Spiegel. Diese sind bei Diabetikern häufig erhöht und vergrößern das Risiko für Herz- und Kreislaufkrankheiten. Sogar die Hautfalte unterhalb des Schulterblattes wurde dünner, was auf eine Abnahme des Körperfettes hindeutet.[51]

Übergewichtige und adipöse Menschen neigen eher zum Diabetes und leiden an weiteren Stoffwechselstörungen, die Krankheiten verursachen können. Eine Studie untersuchte die Wirkung eines Sprays, der 60 Prozent Honig enthielt, auf Diabetiker. Eine halbe Stunde nach dem Einatmen des Sprays war der Blutzuckerspiegel deutlich gesunken. Der Nüchternblutzucker nach drei Stunden war ebenfalls niedriger.[52]

Der Verzehr von Honig, vor allem als Ersatz für Zucker, ist für Diabetiker nützlich. Das bestätigt auch der Ayurveda, der Honig seit Langem als Arznei bei Diabetes einsetzt.

Diabetische Fußgeschwüre

Eine der Komplikationen des Diabetes ist die Bildung von Geschwüren an den Füßen und Unterschenkeln. Sie kommen bei Diabetikern ziemlich häufig vor – bis zu zehn Prozent leiden daran.

Wenn der Blutzuckerspiegel nicht stabil ist oder ständig schwankt, können Nervenschäden die Folge sein, meist in den Händen und Füßen. Diese Nerven übertragen Schmerzsignale von den Füßen oder Beinen zum Gehirn. Wenn sie geschädigt sind, ist die Signalübermittlung gestört und Hautschäden können die Folge sein. Eine weitere Ursache ist eine verminderte Durchblutung der Füße und Beine wegen verengter Arterien. Dann heilt die Haut nach einer Verletzung schlecht und oft entstehen Geschwüre, die schmerzhaft sind und langsam heilen. In schweren Fällen kann eine Amputation des Fußes notwendig sein.

Die Behandlung muss früh beginnen, um Haut- und Knochenentzündungen oder Wundbrand zu verhindern. Da diese Geschwüre langsam heilen, ist das Infektionsrisiko größer als bei anderen Wunden. Meist wird die verletzte Haut mit Antiseptika behandelt, zum Beispiel mit Povidon-Jod. Aber auch Honig eignet sich dafür. Eine Studie untersuchte die Wirkung von Wundauflagen, die entweder mit Povidon-Jod oder mit Honig bestrichen worden waren. Die diabetischen Fußgeschwüre heilten durchschnittlich etwa gleich schnell, was darauf hindeutet, dass Honig ebenso wirksam ist wie Povidon-Jod.[53]

Manuka-Honig ist sogar noch wirksamer. Im Rahmen einer Studie wurden Verbände mit ihm getränkt und auf diabetische Fußgeschwüre gelegt. Eine Kontrollgruppe erhielt die üblichen Wundauflagen. In der Manuka-Gruppe dauerte es durchschnittlich 31 Tage, in der Vergleichsgruppe 43 Tage, bis die Geschwüre abgeheilt waren. Bei 78 Prozent der Manuka-Gruppe wurden die Geschwüre schon in der ersten Woche steril; in der Kontrollgruppe gelang das nur bei 36 Prozent der Patienten.[54] Selbst hartnäckige Geschwüre lassen sich heilen, wenn man die Haut mit Rohhonig behandelt. Ein Fallbericht bestätigt, dass antibiotikaresistente Geschwüre, die zunächst nicht heilen wollten, mithilfe von Honigauflagen innerhalb eines Jahres doch noch vollständig heilten.[55]

Hoher Cholesterinspiegel

Cholesterin ist eine wachsartige, fettähnliche Substanz, die in Zellen vorhanden ist. Der Körper braucht es, um Vitamin D und Hormone sowie Gallensäuren für die Verdauung herzustellen. Wir erzeugen Cholesterin selbst, aber wir nehmen es auch mit gesättigtem Fett und cholesterinhaltigen Nahrungsmitteln auf. Man findet es in zwei Formen: HDL (das gute) und LDL (das schlechte). Der Cholesterinspiegel ist hoch, wenn sich zu viel Cholesterin im Blut befindet, sowohl HDL als auch LDL. Zu viel LDL-Cholesterin kann sich in den Arterien ansammeln und das Risiko für koronare Herzkrankheiten vergrößern. Plaque, die Cholesterin enthält, haftet an den Innenwänden der Arterien und blockiert sie ganz oder teilweise. Die Folge ist eine Verengung und Verhärtung der Blutgefäße, was zu einem Herzinfarkt oder Schlaganfall führen kann. Statine sind Medikamente, die häufig verordnet werden, um den LDL-Cholesterinspiegel zu senken; aber sie können Verdauungsstörungen und Muskelentzündungen hervorrufen.

Der Cholesterinspiegel reagiert gut auf eine Ernährungsumstellung. Der Verzehr von Nahrungsmitteln, die wenig gesättigtes Fett enthalten, und der weitgehende Verzicht auf tierische Nahrungsmittel kann Wunder bewirken. Beide enthalten reichlich Cholesterin. In einer Studie wurden 48 Typ-2-Diabetiker in zwei Gruppen eingeteilt. Die Teilnehmer der einen Gruppe bekamen Honig zu essen, die der anderen Gruppe verzehrten keinen Honig. Nach acht Wochen zeigte sich, dass bei den Probanden in der ersten Gruppe das Gesamtcholesterin, das LDL-Cholesterin und die Triglyzeride im Blut signifikant abgenommen hatten, während der HDL-Spiegel signifikant gestiegen war.[56] Wenn Kinder und Teenager mit Diabetes Typ 1 täglich Honig verzehren, hat das den gleichen Einfluss auf den Cholesterinspiegel. Die schützende Wirkung des Honigs tritt bei Menschen in jedem Alter ein und senkt einen zu hohen Cholesterinspiegel.[57]

Lebensmittelvergiftung

Escherichia coli (E. coli) ist eine Bakterie, die normalerweise im Darm von Menschen und Tieren lebt. Viele Arten sind harmlos und wichtig für die Gesundheit des Verdauungstrakts. Mehrere Spezies sind jedoch Pathogene (Krankheitserreger), die blutigen Durchfall, Infektionen der Harnwege, Anämie und Nierenversagen auslösen können.

Der Kontakt mit infizierten Personen oder Tieren kann zu einer Infektion führen, ebenso der Konsum verunreinigter Nahrungsmittel oder Getränke. *E. coli* kann Fleisch während der Verarbeitung verseuchen und wenn das Fleisch nicht bei 71 Grad Celsius zubereitet wird, kann der Erreger überleben und Menschen infizieren. Manchmal gelangen die Bakterien aus den Eutern von Kühen in die Milch und wenn diese nicht pasteurisiert wird, überleben die Erreger und sind eine Gefahr. Sogar rohes Obst und Gemüse können

E. coli enthalten, wenn es mit infiziertem Wasser oder mit infizierten Menschen in Kontakt kommt. Symptome treten drei oder vier Tage nach dem Konsum auf: Übelkeit, Erbrechen, Bauchschmerzen, Krämpfe, Fieber, wässriger oder blutiger Stuhl oder Dehydrierung. Meist klingen sie nach etwa einer Woche ab.

Salmonellen können ebenfalls eine Lebensmittelvergiftung hervorrufen. Sie gelangen in den Körper, wenn wir verseuchte Lebensmittel, zum Beispiel Geflügel, Rindfleisch, Milch, Eier und sogar Gemüse anfassen und verarbeiten. Manche Haustiere, Enten, Reptilien, Hamster und andere kleine Nagetiere können ebenfalls Salmonellen übertragen. Um eine Infektion zu verhindern, sollte man sich nach einem Kontakt mit diesen Tieren die Hände waschen. Symptome treten meist innerhalb von 12 bis 72 Stunden nach dem Eindringen der Erreger in den Körper auf. Durchfall, Magenkrämpfe und Fieber können Betroffene eine Woche lang plagen. Sie klingen in der Regel ohne Medikamente ab.

Es ist nicht erkennbar, ob Lebensmittel *E. coli* oder Salmonellen enthalten, da sie normal aussehen und riechen. Um einer Infektion vorzubeugen, sollten Sie Fleisch und andere Lebensmittel bei ausreichend hohen Temperaturen zubereiten.

Trotz aller Bemühungen bleiben die Bakterien manchmal im Essen aktiv und können uns sehr krank machen. Wenn wir täglich Honig essen, lässt sich eine Infektion häufig vermeiden oder mildern. *E. coli* ist mitunter schwer zu beseitigen, weil die Erreger Biofilme bilden, schleimige Massen von Bakterien, die aneinander und an Oberflächen haften. Sie sind sehr widerstandsfähig gegen Antibiotika, aber Honig hat sich für sie als tödlich erwiesen. Schon kleine Mengen Honig verringern die Bildung von Biofilmen aus *E.-coli*-Stämmen, die blutigen Stuhl verursachen. Wenn der Biofilm bereits vorhanden ist, kann Honig in kleinen Mengen die Erreger jedoch kaum vernichten. Deshalb ist es wichtig, Honig regelmäßig zu essen, um einer Lebensmittelvergiftung durch *E. coli* vorzubeugen.[58]

Honig verringert auch die Zahl der Salmonellen, die im Reagenzglas an der Außenwand von Darmzellen haften.[59] Das lässt darauf schließen, dass Honig die Vermehrung von Salmonellen auch im Darmtrakt hemmen kann. Wenn Sie dem Honig Knoblauch beigeben, vor allem Honig, der von stachellosen Honigbienen erzeugt wird, ist seine Wirkung gegen Salmonellen erheblich stärker.[60]

Die Honigart kann über das antibiotische Potenzial bestimmen. Jujube-Honig (Sidr-Honig) aus der immergrünen Tropenpflanze Christusdorn vernichtet sowohl *E. coli* als auch Salmonellen sehr zuverlässig.[61] Ulmo-Honig aus den Blüten der chilenischen Scheinulme im Regenwald Patagoniens ist gegen *E. coli* ähnlich wirksam wie Manuka-Honig.[62]

Honig eignet sich auch als natürliche Alternative für antibakterielle Medikamente. Sie können damit einer Lebensmittelvergiftung vorbeugen oder ihre Symptome lindern. Lösen Sie einen Teelöffel Honig in einer Tasse warmem Wasser auf und trinken Sie alle vier Stunden einen Schluck.

Brustkrebs

Brustkrebs beginnt, wenn Zellen in der Brust wuchern und einen Tumor bilden. Tumore sind kanzerös, wenn sie wachsen und sich in andere Körperregionen ausbreiten. Die Krankheit kommt bei Frauen viel häufiger vor, aber Männer können ebenfalls Brustkrebs bekommen. Wenn dieser Krebs nicht früh diagnostiziert wird, können ein blutiger Ausfluss aus der Brustwarze oder Veränderungen der Form oder Struktur der Brust oder der Brustwarze die Folge sein. Manchmal ist der Tumor als Knoten tastbar. Behandelt wird der Brustkrebs mit Strahlen- oder Chemotherapie oder mit einer Operation.

Dies ist der häufigste Krebstyp bei Frauen. Deshalb ist es äußerst wichtig, wirksame Therapien zu entwickeln, um die Überlebensrate zu vergrößern. Tualang-Honig (wilder Honig aus dem malaysischen Regenwald) hat sich als giftig für menschliche Brustkrebszellen erwiesen. Eine normale Brustzelllinie, die gleichzeitig getestet wurde, blieb unbehelligt.[63] Dieser Honig verstärkt auch die krebshemmende Wirkung von Tamoxifen, eines Medikaments, das zur Vorbeugung oder Behandlung von Brustkrebs eingesetzt wird.[64] Zusammen mit Tamoxifen kann Tualang-Honig die Dosierung und die Nebenwirkungen des Medikaments verringern. Studien mit lebenden Ratten mit künstlich herbeigeführtem Brustkrebs belegen, dass eine viermonatige Behandlung mit Tualang-Honig die Häufigkeit, Größe und Masse von Tumoren reduziert, verglichen mit Ratten, die keinen Honig bekamen.[65]

Manuka-Honig aus Neuseeland wirkt ebenfalls gegen Krebs. Er aktiviert einen Zellstoffwechselweg, der die DNA der Krebszellen zerbricht und die Zellen abtötet. Abhängig von der Anwendungsdauer und der Dosis kann Manuka-Honig Brustkrebszellen zerstören.[66] Das bestätigt erneut, dass Honig die Dosis und die Gefahr von Nebenwirkungen der traditionellen Krebsmedikamente verringert.

Gebärmutterhalskrebs

Manchmal verändern sich Zellen des Gebärmutterhalses und werden präkanzerös. Diese Degeneration kann man mit einem Abstrich feststellen und so behandeln, dass sich kein Tumor entwickelt. Nicht alle präkanzerösen Zellen werden ohne Behandlung zu Krebszellen, und wenn sie kanzerös werden, kann diese Entwicklung mehrere Jahre dauern.

Krebszellen vermehren sich ungezügelt und sterben nicht wie normale, gesunde Zellen ab. Sie bilden einen Tumor, der abbrechen und sich in andere Körperteile ausbreiten kann. Eine der Ursachen für Gebärmutterhalskrebs ist HPV, das humane Papillomvirus. Davon gibt es verschiedene Typen und es kommt ziemlich häufig vor. Übertragen wird HPV durch Sex mit einer infizierten Person, selbst wenn der Träger symptomfrei ist. Meist klingt die Infektion von selbst ab, doch manche Frauen erkranken an Gebärmutterhalskrebs. Rauchen und andere Faktoren können das Risiko vergrößern. Die Therapie hängt davon ab, wie weit der Krebs fortgeschritten ist. Im Anfangsstadium lässt er sich häufig beseitigen, indem man den Gebärmutterhals und die Gebärmutter operativ entfernt. Manchmal ist eine Strahlen- oder Chemotherapie angezeigt, die den Tumor und die Krebszellen zerstören. Im Spätstadium dieses Krebstyps werden oft beide Therapien kombiniert.

Tualang-Honig aus dem malaysischen Regenwald wurde als Mittel gegen Gebärmutterhalskrebs erforscht. Man behandelte kanzeröse Zelllinien bis zu drei Tage lang mit Tualang-Honig in jeweils höheren Dosen. Die Funktion der Mitochondrien – ein wichtiger Indikator für die Gesundheit einer Zelle – nahm ab und die Vernichtung der bösartigen Zellen begann. Der Inhalt dieser Zellen sickerte durch die Zellmembran und die Zelle starb ab.[67] Gesunde Zellen behelligte der Honig nicht. Vielleicht haben auch andere Honigsorten diese Fähigkeit und man kann sie neben der medizinischen Therapie verwenden, um Gebärmutterhalskrebs zu bekämpfen.

Melanom

Das *Melanom* ist die seltenste, aber gefährlichste Art des Hautkrebses. Es entsteht, wenn eine Mutation in der DNA Hautzellen veranlasst, zu wuchern und einen Tumor zu bilden. Am häufigsten entstehen Melanome auf Hautpartien, die der Sonne ausgesetzt sind, aber auch an Stellen, die vor schädlichen UV-Strahlen geschützt sind.

Andere Faktoren, zum Beispiel die Gene, der Hauttyp, die Zahl der Muttermale und ein geschwächtes Immunsystem, vergrößern das Melanomrisiko ebenfalls. Typisch für diesen Krebs sind große bräunliche Hautpartien mit dunklen Flecken oder Wunden an den Händen, Füßen oder Schleimhäuten (Hautgewebe, die Schleim absondern und viele Körperöffnungen und Organe auskleiden). Muttermale können Melanome sein, wenn sie die Farbe wechseln, sich unregelmäßige Ränder bilden, sie sich in ihrer Größe verändern oder es zu Blutungen kommt. Eine Operation, Strahlentherapie oder Salben sind die üblichen Behandlungsmethoden.

Manuka-Honig wurde vor Kurzem auf seine Wirkung auf Krebszellen bei Mäusen untersucht. Es stellte sich heraus, dass er zeit- und dosisabhängig Melanomzellen zerstören kann, weil er im Zellstoffwechsel Vorgänge aktiviert, die die DNA fragmentieren und die Krebszellen zerstören. Für sich allein hemmt Manuka-Honig das Tumorwachstum bei Mäusen um 33 Prozent. Zusammen mit Paclitaxel, einem Medikament für die Chemotherapie, wurde sogar eine Wachstumshemmung um 61 Prozent beobachtet.[68] Das belegt, dass man Honig mit traditionellen Medikamenten kombinieren kann, um deren Dosis und das Risiko für Nebenwirkungen zu verringern.

Honig und *Chrysin* – eine Verbindung im Honig – wurden schon früher auf ihre Fähigkeit untersucht, Tumore zu verkleinern. Sowohl Chrysin als auch Honig hemmten das Wachstum und die Vermehrung menschlicher Melanomzellen.[69] Chrysin verringerte die Lebensfähigkeit von Melanomzellen, ohne den gesunden, normalen Zellen zu schaden.[70] Das deutet darauf hin, dass Chrysin eine wichtige Rolle bei der krebshemmenden Wirkung des Honigs spielt und in künftigen Melanomstudien genauer untersucht werden sollte.

Nierenkrebs

Nierenkrebs ist einer der zehn häufigsten Krebsarten bei Männern und Frauen. Die Nieren sind kleine, bohnenförmige Organe hinten in der Bauchhöhle zu beiden Seiten der

Wirbelsäule. Obwohl wir zwei Nieren haben, ist nur eine notwendig, um Abfallprodukte, überschüssiges Wasser und Salz aus dem Blut zu filtern. Zudem tragen sie zur Regulierung des Blutdrucks und der Zahl der roten Blutkörperchen bei. Nierenkrebs entsteht, wenn die Zellen im Nierengewebe mutieren, sich ungezügelt teilen und einen Tumor oder mehrere bilden. Im Frühstadium dieser Krankheit treten selten Symptome auf, doch in späteren Stadien entdeckt der Patient vielleicht Blut im Urin; er hat Schmerzen im Rücken oder in den Seiten, die nicht nachlassen; er fühlt sich müde oder nimmt ab. Kleine Tumore kann man durch Einfrieren oder Erhitzen beseitigen; doch häufig ist eine Operation notwendig, um den Tumor aus der betroffenen Niere zu entfernen oder sogar die ganze Niere herauszunehmen. In fortgeschrittenen Fällen sind neben der Operation auch eine Strahlentherapie und Medikamente notwendig.

Honig enthält Antioxidantien, die möglicherweise helfen, Krebs zu verhindern. Um das zu testen, wurden Nierenkrebszellen drei Tage lang mit Honig in verschiedenen Konzentrationen behandelt. Der Honig schwächte die Krebszellen und veranlasste sie zur Selbsttötung. In höheren Konzentrationen und bei längerer Behandlungsdauer war der Honig wirksamer.[71] Offenbar ist Honig ein vielversprechendes Mittel bei der Behandlung von Nierenkrebs und bei der Vorbeugung.

Prostatakrebs

Dieser Krebs befällt die kleine Drüse, die bei Männern Samenflüssigkeit produziert, ein Medium, das Spermien schützt und transportiert. Der Krebs beginnt, wenn einige Zellen in der Prostata mutieren und sich rasch teilen. Die Krebszellen leben noch lange nach dem Zerfall normaler Zellen weiter und bilden zusammen einen Tumor. Tumore können wachsen und in benachbarte Gewebe eindringen. Einige abnorme Zellen können abbrechen und in andere Körperteile wandern. Manchmal wächst der Tumor langsam und bleibt auf die Prostata beschränkt. In diesem Fall ist nur eine Überwachung und eine minimale Therapie notwendig. Andere Tumore sind aggressiv und breiten sich schnell aus. Dann ist eine invasive Behandlung erforderlich, meist eine Operation sowie eine Chemo- und Strahlentherapie. Eine Hormontherapie kommt ebenfalls in Betracht. Mögliche Folgen sind Probleme beim Wasserlassen, ein langsamer Harnstrahl, Blut im Sperma, Erektionsstörungen und Knochen- oder Beckenschmerzen.

Chrysin, eine im Honig enthaltene Verbindung, ist ein Antioxidans, das Tumore hemmt. In einer Studie wurden menschliche Prostatakrebszellen drei Tage lang mit Chrysin oder Honig kultiviert, um herauszufinden, wie die Krebszellen darauf reagieren. Sowohl Chrysin als auch Honig verringerte die Zahl der Krebszellen, abhängig von der Dosis und der Behandlungsdauer. Chrysin tötete Krebszellen ab und verhinderte, dass sie sich vermehrten und ausbreiteten.[72] Honig ist also ein vielversprechendes Mittel für die Prävention und Behandlung von Prostatakrebs, vor allem zusammen mit Chrysin.

2

Honig für das Wohlbefinden

Saisonale Allergien

Allergien können während des Pollenfluges im Frühling auftreten, aber auch im Haus eines Freundes, wenn die niedliche Katze sich an Ihrem Bein reibt, oder nach dem Verzehr eines köstlichen Abendessens in Ihrem Lieblings-Fischrestaurant. Allergene können eine verstopfte Nase, wässrige Augen oder leichte Kopfschmerzen verursachen, aber auch schwere, lebensbedrohende Immunreaktionen. Das Immunsystem reagiert auf manche Substanzen, die durch die Luft wirbeln, durch die Haut in den Körper eindringen oder gegessen werden. Für die meisten Menschen sind diese Substanzen kein Problem, doch das Immunsystem eines Allergikers betrachtet sie als unerwünschte Eindringlinge und greift sie an. Für jedes Allergen produziert der Körper spezifische Antikörper, die das Allergen als gefährlich identifizieren. Jedes Mal, wenn ein Allergiker mit diesem Allergen in Kontakt kommt, wird die allergische Reaktion in Gang gesetzt.

Es gibt kein Heilmittel für Allergien, aber viele rezeptfreie und rezeptpflichtige Medikamente lindern die Symptome.

Dazu gehören Antihistamine, abschwellende Mittel und Kortikosteroide. Sie können allerdings Nebenwirkungen haben: Benommenheit, Bluthochdruck, Schlafstörungen, Reizbarkeit, Probleme beim Wasserlassen, Muskelschwäche, Ödeme und Gewichtszunahme – und das sind nur einige der möglichen Beschwerden. Es sieht ganz so aus, als käme man dadurch vom Regen in die Traufe.

Manche Allergiker verzehren lokalen Honig, der Pollen enthält, und verwenden ihn als Ersatz für eine Allergiespritze. Sie könnten auf der richtigen Spur sein. In einer Studie mit Patienten, die an einer ärztlich diagnostizierten Birkenpollenallergie litten, besserten sich die Symptome insgesamt um 60 Prozent, wenn die Patienten Honig aßen, dem Birkenpollen beigefügt worden waren, verglichen mit anderen Patienten, die nur ihre üblichen Allergiemittel eingenommen hatten. Die Honig-Gruppe genoss doppelt so viele symptomfreie Tage und die Tage mit schweren Symptomen waren um 70 Prozent seltener. Die Antihistamindosis sank um 50 Prozent.[73] Diese Wirkungen blieben bis zu einem Monat lang erhalten, wenn die Patienten aufhörten, Honig zu essen.[74]

Wenn Sie vor dem Beginn der saisonalen Allergien täglich Honig (am besten ein lokales Produkt) essen, können Sie Symptome lindern und Ihren Bedarf an Antihistaminen verringern.

Trockene Augen

Tränen sind für die Gesundheit und das Wohl unserer Augen notwendig. Sie bestehen aus drei Schichten: aus einer äußeren, fetthaltigen Schicht, die zu rasches Trocknen verhindert, aus einer wässrigen mittleren Schicht, die Fremdkörper fortspült, und aus einer schleimigen inneren Schicht, die dazu beiträgt, dass die wässrige Schicht auf dem Auge bleibt und es feucht hält. Wenn die Produktion einer dieser Schichten gestört ist, können trockene Augen die Folge sein.

Trockene Augen kommen sehr häufig vor. Millionen Menschen – mehr Frauen als Männer – sind davon betroffen. Das ist nicht nur unangenehm, sondern ausgesprochen lästig. Die Augen brennen, jucken, schmerzen oder fühlen sich schwer und müde an. Vielleicht sind sie rot und entzündet oder lichtempfindlich. Das Tragen von Kontaktlinsen kann schmerzhaft sein. Es kann zu einer Überproduktion von Schleim oder Wasser kommen, wenn das Auge versucht, Fehler zu kompensieren. Dadurch wird das eigentliche Problem, die Trockenheit, jedoch nicht behoben. Künstliche Tränen können helfen. Falls Sie diese Tropfen häufig verwenden, sollten Sie Produkte ohne Konservierungsstoffe kaufen, damit die Augen nicht von Chemikalien gereizt werden. Eine andere Möglichkeit besteht darin, dass ein Augenarzt einen winzigen Stöpsel aus Kunststoff in den Tränenkanal einführt, um den Flüssigkeitsverlust zu blockieren und die Feuchtigkeit auf der Oberfläche des Auges zu steigern.

Kontaktlinsen sind eine häufige Ursache für trockene Augen. Augentropfen mit Honig lindern die Symptome der Störung und sorgen für eine dauerhafte Linderung. Kontaktlinsenträger, die an trockenen Augen litten, bestätigten, dass die Menge und die Qualität ihrer Tränenflüssigkeit sich deutlich verbesserten, als sie zwei Wochen lang zweimal täglich Augentropfen mit Honig benutzten. Tränen in trockenen Augen enthalten weniger Wasser und mehr Salz als normale Tränen. Der höhere Salzgehalt führt zu Entzündungen im Auge. Honigtropfen linderten solche Entzündungen. Je schwerer die Symptome waren, desto wirksamer waren die Tropfen.[75]

Wenn das Auge zu trocken ist, nimmt die Zahl der Bakterien auf der Oberfläche des Auges und auf den Lidern zu. Dadurch steigt das Risiko für chronische Augenkrankheiten. Medizinischer Honig, der auf die Innenseite der unteren Augenlider aufgetragen wird, verringert die Keimzahl erheblich und bringt sie beinahe auf das Niveau von Menschen, die nicht an trockenen Augen leiden.[76] Sprechen Sie mit Ihrem Arzt, bevor Sie Honig-Augentropfen verwenden, und achten Sie darauf, dass es sich um Honig in medizinischer Qualität handelt.

Bindehautentzündung

Die Bindehautentzündung oder Konjunktivitis ist eine Infektion des klaren Gewebes auf dem weißen Teil des Auges und der Schleimhaut auf der Innenseite des Augenlides. Wenn sich die Blutgefäße der Lederhaut entzündet haben, sind sie besser sichtbar und das Auge sieht rötlich oder rosa aus. Es kann sein, dass die Augen brennen, jucken, sich trüben und Tränen absondern. Oft bildet sich ein gelber Ausfluss, der die Wimpern verkrustet und das Auge daran hindert, sich nach dem Aufwachen zu öffnen. Ein Auge oder beide können infiziert sein. Häufig sind Bakterien, Viren, Allergene oder Reizstoffe die Ursache. Eine von Bakterien oder Viren hervorgerufene Bindehautentzündung ist ansteckend. Deshalb sollten Sie die Hände von den Augen fernhalten, um eine Ausbreitung der Krankheit zu verhindern. Gegen bakterielle Infektionen werden Antibiotika verordnet. Virusinfektionen muss man hingegen ohne medizinische Hilfe ihren Lauf lassen. Beide Entzündungen klingen meist innerhalb einer Woche ab. Wenn Allergene oder Reizstoffe die Ursache der Infektion sind, heilt die Bindehaut, sobald die Infektionsquelle erkannt und beseitigt wurde.

Es mag ungewöhnlich sein, eine süße, klebrige Substanz ins Auge einzubringen, aber wenn Sie Rohhonig mit destilliertem Wasser verdünnen, erhalten Sie eine hochwirksame antibakterielle und entzündungswidrige Lösung. Eine 30-prozentige Honiglösung hemmte in einem Test die Vermehrung von Bakterien, die eine Bindehautentzündung hervorrufen. Rötung, Schwellungen, eitrige Ausflüsse und die Dauer der Infektion wurden reduziert.[77] Eine Studie untersuchte die Wirkung des Honigs stachelloser Bienen auf Tiere mit Bindehautentzündung und die Ergebnisse ähnelten denen, die mit dem Antibiotikum Gentamicin erzielt wurden.[78]

Verdünnte Rohhonig-Tropfen, mehrere Male am Tag ins Auge geträufelt, sind ein unbedenkliches, natürliches und leicht verfügbares Mittel, um eine Bindehautentzündung zu beseitigen.

Grauer Star

Die häufigste Ursache für Sehschwäche bei Menschen über 40 Jahren ist der graue Star oder Katarakt. Er entsteht durch eine Trübung der natürlichen Augenlinse. Das kann allmählich im Laufe des Älterwerdens geschehen, aber es kann auch eine Nebenwirkung bestimmter Medikamente oder Krankheiten sein, zum Beispiel eines Diabetes mellitus.

Im letzteren Fall trübt sich die Linse oft schneller. Proteine in der Linse beginnen zu zerfallen und zu verklumpen, was die Trübung hervorruft. Das Licht, das in das Auge eindringt, wird gestreut, anstatt auf der Retina gebündelt zu werden. Die Folge sind Sehtrübungen, Doppeltsehen, dumpfe Farben, schlechte Nachtsicht und Lichtempfindlichkeit. Wer an grauem Star erkrankt ist, hat den Eindruck, durch Nebel oder eine schmutzige Windschutzscheibe zu schauen. Wenn das Sehvermögen nur wenig gestört ist, ist manchmal nur eine neue Brille notwendig, doch wenn die Sehtrübung den Alltag behindert, kann eine Staroperation notwendig sein, ein einfacher, schmerzloser Eingriff, bei dem die getrübte Linse durch eine künstliche, klare Linse ersetzt wird. Dadurch erlangen die meisten Patienten ihr Sehvermögen ganz oder zum größten Teil zurück.

Oxidative Schäden in der Linse sind eine mögliche Ursache des grauen Stars. Als Forscher Kulturen aus Linsenzellen von Ratten in einer stark zuckerhaltigen Nährlösung anlegten, stieg die oxidative Belastung erheblich und die Zellen begannen abzusterben. Propolis, ein Bestandteil des Honigs, verringerte die oxidative Belastung, sodass mehr Zellen überlebten. Zudem hemmte der Verzehr von Propolis bei 15 Prozent der anfälligen Ratten die Bildung von Katarakten und verlangsamte bei 25 Prozent der Tiere das Fortschreiten der Krankheit.[79]

Honig kann auch Komplikationen der Staroperation lindern. Bisweilen entzündet sich das Innere des Auges und die Folgen können ernst sein. Deshalb sind Vorkehrungen notwendig. Oft verabreichen die Ärzte antibiotische Salben, doch immer mehr Krankheitserreger im Auge werden dagegen immun. Mediziner verglichen eine 25-prozentige Honiglösung mit einem gebräuchlichen Antibiotikum, um herauszufinden, welches Mittel am sichersten verhindern konnte, dass das Auge sich nach der Staroperation entzündete. Sie verabreichten den Patienten vor und nach dem Eingriff Augentropfen aus der einen oder anderen Lösung. Beide vernichteten einen großen Teil der Bakterien im Auge im gleichen Umfang.[80] Honig ist also ebenso wirksam wie rezeptpflichtige Antibiotika und hilft, bakterielle Infektionen und Komplikationen der Operation zu verhindern, das Risiko für einen Star zu verringern und vielleicht sogar, die Entwicklung eines Stars zu verlangsamen. Im letzteren Fall könnte der Verzehr von reinem Propolis besser sein als Honig, weil die Menge der Wirkstoffe dann größer ist.

Quellung der Hornhaut nach einer Operation

Die Hornhaut ist das durchsichtige Gewebe auf dem farbigen Teil des Auges. Sie bündelt Lichtstrahlen, die ins Auge eindringen, und ist unerlässlich für scharfes Sehen. Die innere Auskleidung der Hornhaut enthält endotheliale Zellen, die ständig Flüssigkeit aus der Netzhaut pumpen. So bleibt die Netzhaut klar. Wenn diese Zellen geschädigt sind, füllt sich die Netzhaut mit Flüssigkeit und die Folge sind Schwellungen, Sehtrübungen und Unbehagen.

Eine Hornhautquellung kann auch die Folge einer Staroperation sein, trotz aller Fortschritte der Chirurgie und des Linsendesigns. Die natürliche Linse des Auges, auf der sich ein Katarakt gebildet hat, wird entfernt und durch eine künstliche Linse ersetzt. Dieser Eingriff stellt das Sehvermögen wieder her. Bei der Operation werden einige endotheliale Zellen in der Hornhaut beschädigt, zumindest zeitweilig. Es kann sein, dass diese Zellen ihre Funktion zurückgewinnen und dass die Symptome verschwinden. Der Schaden kann aber auch dauerhaft sein; dann muss man ihn operativ reparieren.

Zu den konventionellen Therapien gehören Kortikosteroide (Medikamente, die dem Kortison ähneln und verabreicht werden, um Symptome zu lindern), Medikamente, die die Flüssigkeitsproduktion verringern, sowie Natriumchlorid und künstliche Tränen. Manchmal genügt das alles nicht, um die Hornhautquellung zu reduzieren, und zusätzliche Maßnahmen sind erforderlich. Im Rahmen einer neueren Studie wurden Patienten mit hartnäckiger Hornhautquellung nach einer Augenoperation zwei- bis dreimal täglich Augentropfen mit antibakteriellem Manuka-Honig verabreicht. Nach der ersten Anwendung ging die Quellung zurück und die Besserung hielt mehrere Stunden an. Wenn die Behandlung fortgesetzt wurde, besserte sich das Sehvermögen und die geschädigten epithelialen Zellen der Hornhaut erholten sich. Auch die Dicke der Hornhaut im Zentrum nahm ab, was darauf hindeutet, dass die Gesundheit der epithelen Zellen der Hornhaut sich besserte.[81] Weitere Studien wären hilfreich, aber schon heute ist klar, dass die Augentropfen mit Manuka-Honig die Gesundheit der Augen, insbesondere die Hornhautquellung, besserten.

Entzündungen

Wenn der Körper verletzt ist oder von Viren, Bakterien oder anderen Erregern angegriffen wird, versucht das Immunsystem, den Körper zu schützen und zu heilen. Die Folge ist eine Entzündung, eine Schwellung des Körpergewebes. Bei einer akuten Entzündung (mit fast sofortiger Schwellung) schickt das Immunsystem weiße Blutkörperchen in den betroffenen Körperteil. Dann wird das Gewebe heiß und rot, es schwillt an und wir haben oft Schmerzen. Die Beweglichkeit kann eingeschränkt sein. Diese Art der Entzündung ist kurzlebig und verschwindet von selbst. Eine chronische Entzündung ist langwieriger und kann jahrelang dauern. Hier kämpft das Immunsystem gegen Toxine oder Krankheitserreger, bei Autoimmunstörungen sogar gegen eigenes Körpergewebe. Oft spielt sich die Entzündung im Inneren des Körpers ab; deshalb sind die Symptome sehr unterschiedlich: Gelenkbeschwerden, starke Müdigkeit, Fieber, Verdauungsstörungen, Gewichtszunahme in der Körpermitte, Allergien und Hautprobleme. Diese Art der Entzündung kann zu schweren Krankheiten führen, zum Beispiel zu Arthritis oder Krebs. Behandelt wird sie häufig mit nicht steroidalen Entzündungshemmern und Kortikosteroiden, die Schwellungen und Schmerzen lindern.

Da Entzündungen und die Krankheiten, die sie verursachen, oft chronisch sind, werden auch Medikamente langfristig eingesetzt. Nebenwirkungen sind die Regel. Zu den schwereren gehören Magengeschwüre, Nierenprobleme, Blutdruckschwankungen, Verschlimmerung von Asthmasymptomen und ein höheres Risiko für Schlaganfälle und Herzinfarkte. Eine unbedenkliche und natürliche Alternative ist Honig. Das zeigte eine Studie mit Ratten, die untersuchte, ob Honig Entzündungen in den Pfoten lindern kann. Die Ratten bekamen entweder malaysischen Gelam-Honig oder Indometacin, ein nicht steroidales Antirheumatikum und Schmerzmittel. Honig linderte die Entzündungen in den Pfoten deutlich und verringerte die Produktion von entzündlichen Chemikalien. Die Ergebnisse glichen denen des Medikaments.[82]

Anstatt Entzündungshemmer mit vielen Nebenwirkungen anzuwenden, können Sie täglich Honig probieren. Beobachten Sie Ihre Symptome genau und halten Sie Kontakt mit Ihrem Arzt, vor allem wenn die Entzündung schwer oder sehr belastend ist.

Fieber

Fieber ist eine vorübergehend erhöhte Körpertemperatur. Es ist keine Krankheit, sondern ein Zeichen dafür, dass im Körper etwas Ungewöhnliches vorgeht. Leichtes Fieber sollte man nicht behandeln, damit das Immunsystem sich um das Problem kümmern kann. Hohes Fieber ist bedenklicher und verlangt eine genaue Untersuchung.

Schwitzen, Schüttelfrost, starke Müdigkeit, Muskelschwäche und Kopfschmerzen können ein Fieber begleiten. Die Ursachen sind meist Viren, Bakterien, manche Medikamente, Sonnenbrand, Entzündungen oder bösartige Tumore. Rezeptfreie Medikamente, zum Beispiel Aspirin, sowie Paracetamol und verschreibungspflichtige antibakterielle Medikamente lindern das Fieber, aber alle haben Nebenwirkungen. Aspirin kann Magenschmerzen, Blutungen und Schwäche verursachen. Eine zu hohe Dosis Paracetamol kann die Leber und die Nieren schädigen. Antibiotika vernichten auch nützliche Bakterien im Darm und lösen Verdauungsstörungen aus.

Honig wird in der Volksheilkunde häufig verwendet, um Fieber zu behandeln. Man kann ihn aus dem Glas essen, mit Zitrone und Wasser in einem Tee trinken oder mit Zimt mischen und auf Brot streichen. Eine neuere Studie fand heraus, dass der tägliche Verzehr von Honig und Tahini (ein Mus aus gerösteten Sesamsamen) bei Patienten mit akuter myeloischer Leukämie die Dauer und Schwere eines Fiebers senkt. Fieber ist eine häufige Komplikation bei vielen dieser Patienten, weil ihr Immunsystem geschwächt ist.[83]

Honig enthält Antioxidantien, die oxidativen Schäden entgegenwirken und Immunzellen vor Zerstörung schützen. Dann kann sich der Organismus auf akute Probleme konzentrieren, zum Beispiel auf den Kampf gegen die Ursache des Fiebers.

Grippe

Saisonale Grippe ist eine Krankheit, die von Influenza-A- oder Influenza-B-Viren verursacht wird. Diese Viren sind ansteckend und man kann sich mit ihnen infizieren, wenn man einen Gegenstand berührt, an dem sie haften. So gelangen die Viren in den Mund oder in die Nase. Dort nistet das Virus sich in der Schleimhaut ein und vermehrt sich. Wenn infizierte Personen husten oder niesen, geben sie Viren an die Luft in ihrer Umgebung ab. Wer diese Luft einatmet, kann sich anstecken. Die Symptome können leicht oder schwer sein und in manchen Fällen verläuft die Infektion tödlich. Symptome sind unter anderem Fieber, Halsentzündung, eine laufende oder verstopfte Nase, Husten, starke Müdigkeit, Muskelschmerzen und Kopfschmerzen. Anfangs (in den ersten 48 Stunden nach dem Auftreten der Symptome) können antivirale Medikamente die Dauer der Krankheit um einen oder zwei Tage verkürzen und die Symptome lindern.

Jedes Jahr lassen sich viele Menschen gegen Grippe impfen, um sich vor einer Ansteckung zu schützen. Das ist jedoch keine Garantie, dass Sie nicht krank werden. Wenn Sie erkranken und wegen der Nebenwirkungen (unter anderem Übelkeit, Erbrechen, Durchfall und Kopfschmerzen) keine antiviralen Medikamente einnehmen möchten, können Sie mit Honig die Symptome lindern und die Krankheitsdauer verkürzen. Manuka-Honig hemmt nachweislich die Vermehrung der Grippeviren.[84] Das schwächt die Erreger und verkürzt die Krankheitsdauer. In einer Studie verringerte Honig zusammen mit zwei antiviralen Medikamenten die erforderlichen Dosen erheblich.[85] Sie können während der gesamten Grippesaison täglich mehrere Teelöffel Honig essen, entweder direkt vom Löffel oder in warmem Wasser mit Zitrone, Tee oder Kaffee (nicht heißer als 35 Grad Celsius).

Nebenhöhlenentzündung

Die Hohlräume in den Knochen rund um die Nase heißen Nebenhöhlen. Wenn sie anschwellen und sich entzünden, entwickelt sich eine Nebenhöhlenentzündung, auch Sinusitis genannt. Das Gewebe produziert dann einen dicken gelben oder grünen Schleim, der in die Nase oder in den Rachen läuft. Das Atmen durch die Nase wird schwierig und im Bereich der Augen und der Nase können Schmerzen, Druckgefühle oder Überempfindlichkeit auftreten. Diese Symptome verschlimmern sich beim Bücken. Manchmal breiten sich die Schmerzen in die Ohren, Kiefer und Zähne aus.

Eine akute Nebenhöhlenentzündung beginnt als Schnupfen und heilt meist innerhalb von zehn Tagen von selbst ab. Die chronische Nebenhöhlenentzündung dauert mindestens zwölf Wochen und kann von Allergien, Infektionen der Atemwege, Krankheiten oder Nasenproblemen verursacht werden. Bisweilen werden Kortikosteroide oder Antibiotika verabreicht, um die Entzündung zu lindern und die Infektion (wenn sie von Bakterien hervorgerufen wurde) zu beseitigen.

Bakterielle Biofilme aus *Staphylococcus aureus* sind wichtige Faktoren bei der Entwicklung und beim Fortschreiten einer Sinusitis. Biofilme sind schwer zu beseitigen, weil die bakteriellen Zellen als schmierige Masse aneinander und an den Schleimhäuten haften. Honig kann die Krankheitserreger zerstören, selbst wenn sie gegen Antibiotika resistent sind, und er entfernt *Staphylococcus aureus* nachweislich viel wirksamer als die üblichen Antibiotika.[86] Honig beseitigt die Infektion und fördert die Heilung der Nebenhöhlen.

Sinusitis ist oft chronisch. Gründe dafür sind eine verkrümmte Nasenscheidewand, Infektionen oder Nasenpolypen. In manchen dieser Fälle ist eine funktionelle endoskopische Sinusoperation notwendig. Ein Nasenspray aus Thymian und Honig nach dem Eingriff lindert zusammen mit Standardmedikamenten die Entzündung und fördert die Heilung stärker als Standardmedikamente allein. Synechien (dabei haften zwei Seiten in der Nasenhöhle aneinander) und Nasenbluten kommen ebenfalls seltener vor als bei Patienten, die den Spray nicht verwenden.[87]

Um Sinusitis zu Hause zu behandeln, können Sie eine Honiglösung direkt in die Nasenlöcher sprühen oder Honig in heißes Wasser geben und den Dampf inhalieren.

Halsentzündung

Ein entzündeter Hals schmerzt, die Schleimhaut ist gereizt und das Kratzen im Rachen ist beim Schlucken besonders schlimm. Die Drüsen im Hals können geschwollen und die Stimme rau sein. Auf den Rachenmandeln sind bisweilen kleine weiße Flecken zu sehen. Die Hauptursache sind Infektionen, die von Viren oder Bakterien ausgelöst werden, aber auch Rauch, trockene Luft und Allergien können zu einer Halsentzündung führen. Wenn die Schleimhaut im Hals gereizt oder infiziert ist, strömt Blut in die betroffene Region und bringt Blutkörperchen mit, die Keime bekämpfen. Die Blutgefäße in den Geweben schwellen an, üben Druck auf die Nervenenden aus und verursachen Schmerzen. Von Viren hervorgerufene Halsentzündungen dauern meist fünf bis sieben Tage und werden mit rezeptfreien Schmerzmitteln behandelt. Bakterielle Infektionen, zum Beispiel durch Streptokokken, erfordern häufig den Einsatz von Antibiotika.

Jede Infektion ist anders und die Schwere und Dauer einer Halsentzündung hängt von der Virulenz des Erregers und vom Immunsystem des Infizierten ab. Ein sehr wirksames Mittel gegen Halsentzündungen ist Honigwasser. Bringen Sie einen Teelöffel Rohhonig in einer halben Tasse Wasser zum Schmelzen (nicht mehr als 35 Grad Celsius) und nippen Sie langsam an diesem Getränk, damit das Wasser die Mandeln benetzen kann, bevor Sie es schlucken. Der Honig überzieht den Rachen, lindert ein wenig die Schmerzen, die entstehen, wenn empfindliche Schleimhäute einander beim Schlucken berühren. Außerdem hemmt Honig Entzündungen und bekämpft Mikroben. Dadurch hilft er dem Immunsystem, die Infektion zu bekämpfen und die Gewebe abzuschwellen. Auch eine Mischung aus Honig und Ingwer oder Zitronensaft zu gleichen Teilen soll helfen. Trinken Sie diesen Tee alle paar Stunden, je nach Bedarf.

Husten

Husten ist die Reaktion des Körpers auf gereizte Atemwege oder ein Reflex, der Schleim oder Fremdkörper aus den Lungen und oberen Atemwegen entfernen soll. Rauch, Staub, Allergien, Asthma, einige Medikamente, Krämpfe in den Bronchien oder ein eingeatmeter Gegenstand lösen trockenen Husten (Reizhusten) aus.

Produktiver Husten entsteht, wenn Schleim aus den Nasennebenhöhlen in den Rachen läuft oder durch die Bronchien aus den Lungen nach oben wandert. Infektionen, Viren, Lungenkrankheiten, das Postnasal-Drip-Syndrom und Rauchen können zu produktivem Husten mit Verschleimung führen.

Die meisten Leute kaufen schleimlösende Hustenmittel oder Medikamente, die den Husten unterdrücken. Diese Arzneien können abhängig machen und Schwindel, Benommenheit, Übelkeit und Erbrechen auslösen – sogar dann, wenn Sie die empfohlene Dosis einnehmen.

Husten kann uns nachts wach halten, den Tageslauf stören und Schmerzen im Rachen und in der Brust hervorrufen. Vor allem Kinder leiden unter einem hartnäckigen Husten und viele Eltern suchen dann nach natürlichen und unbedenklichen Heilmitteln. Honig, vor dem Schlafengehen eingenommen, kann den nächtlichen Husten erheblich lindern und einen erholsamen Schlaf herbeiführen. Kinder mit Husten und Infektionen der oberen Atemwege, die 30 Minuten vor dem Zubettgehen eine einzige Dosis Honig bekamen, husteten schwächer und seltener. Sowohl die Eltern als auch die Kinder schliefen besser.[88] Wenn die Kinder entweder Honig oder Dextromethorphan (einen Hustenblocker) einnahmen, waren die Ergebnisse ähnlich. Die Eltern fanden allerdings, dass der Honig die Symptome wirksamer linderte.[89]

Eine andere Untersuchung zeigte, dass Honig wirksamer war als das Beruhigungsmittel Diphenhydramin.[90] Bei Erwachsenen mit hartnäckigem Husten und einer Infektion der Atemwege nahm die Hustenfrequenz deutlich ab, als sie eine Woche lang Kaffee mit Honig zu sich nahmen. Dieses Getränk war wirksamer als Prednisolon, ein Steroid, mit dem häufig chronische Krankheiten behandelt werden, die mit Entzündungen einhergehen.[91] Eine einfache Honigmischung kann bereits die Symptome eines Hustens merklich lindern:

Honig-Hustensirup

- 60 ml Tasse Wasser
- 5 EL Rohhonig
- 2 EL frischer Zitronensaft
- ½ TL gemahlener Ingwer

1. Alle Zutaten in ein sauberes Gefäß geben und so lange schütteln, bis alles gut vermischt ist.
2. Kinder nehmen alle 3 bis 4 Stunden ½ bis 1 TL, Erwachsene 1 EL.

Streptokokken-Tonsillitis

Diese häufige bakterielle Infektion des Rachens und der Mandeln stellt sich sehr plötzlich ein und führt zu einem entzündeten Rachen mit weißen Flecken oder winzigen roten Flecken am hinteren Gaumen. Die Krankheit geht häufig mit Fieber, empfindlichen Lymphknoten und Kopfschmerzen einher. Die Bakterie *Streptococcus pyogenes*, ein Streptokokkus der Gruppe A, ist für diese ansteckende Infektion verantwortlich. Sie wird übertragen, wenn ein Gesunder Tröpfchen einatmet, die ein Infizierter durch Niesen oder Husten ausgestoßen hat. Wer gemeinsam mit einem Infizierten isst oder trinkt, kann sich ebenfalls infizieren. Sogar durch das Berühren einer Oberfläche kann man sich Bakterien einfangen und wenn diese in den Mund, die Nase oder die Augen gelangen, ist eine Erkrankung möglich. Nach der Infektion dauert es zwei bis fünf Tage, bis Symptome auftreten. Solange ein Symptom vorhanden ist, bleibt die Infektion ansteckend. Orale Antibiotika werden verordnet, um die Krankheitsdauer abzukürzen, die Erreger nicht in andere

Körperteile eindringen zu lassen und die Übertragung der Bakterien auf andere Menschen zu verhindern.

Die antibakterielle Wirkung des Honigs ist bei A-Streptokokken sehr ausgeprägt und sie hilft dem Körper, die Streptokokken-Tonsillitis zu besiegen. Weidenröschen-, Heidekraut- und finnischer Buchweizenhonig zeigten in einer Studie eine deutliche Wirkung gegen diese Bakterien.[92] Selbst wenn die Streptokokken schwer zu beseitigende Biofilme bilden, ist Honig nützlich. Manuka-Honig, der für seine starke antibakterielle Aktivität bekannt ist, tötete einen Großteil der A-Streptokokken ab, hinderte die Erreger daran, sich an Wirtszellen zu heften, und beugte ihrem Eindringen in den Körper vor.[93]

Wenn Sie täglich Honig essen, verringern Sie das Risiko für eine Streptokokken-Tonsillitis, weil die Bakterien vernichtet werden, bevor es zu einer Infektion kommt. Zudem hilft Honig dem Körper, eine Infektion zu besiegen, indem er die Erreger direkt angreift.

Schmerzen nach einer Mandeloperation

Die Mandeln oder Tonsillen sind zwei ovale Organe am hinteren Ende des Gaumens. Sie wirken am Kampf gegen Infektionen mit und bilden die erste Verteidigungslinie, wenn Bakterien und Viren in den Mund eindringen. Die Mandeln sind anfällig für Infektionen, besonders bei Kindern, deren Immunsystem sich noch entwickeln muss. Entzündete Mandeln werden rot und schwellen an, sie machen das Schlucken schwer. Oft heilt eine Mandelentzündung von selbst, aber manche

Kinder erkranken immer wieder, sodass ihre Mandeln chirurgisch entfernt werden müssen. Bisweilen sind die Mandeln von Natur aus vergrößert und behindern die Atmung, stören den Schlaf und verursachen Schluckbeschwerden. Hier kann eine Mandeloperation (Tonsillektomie) Abhilfe schaffen. Dieser Eingriff dauert unter Lokalanästhesie meist 30 bis 45 Minuten und wird ambulant vorgenommen. Die Wunden heilen innerhalb von etwa zehn Tagen, und einige der häufigsten Klagen während dieser Zeit sind Halsschmerzen und Schmerzen in den Ohren, in den Kiefern und im Rachen.

Nach der Mandeloperation ist es wichtig, sich auszuruhen und klare, warme Flüssigkeiten zu trinken. Weiche Nahrung ist am besten, sobald der Patient dazu imstande ist. Gegen die Schmerzen verordnen Ärzte oftmals Schmerzmittel und richten sich dabei nach dem Alter des Patienten und der Schwere der Schmerzen. Honig können Sie sofort nach der Mandeloperation essen (pur, ohne Brot). Er lindert in der Genesungsphase die Schmerzen und beschleunigt den Heilungsprozess. Patienten, deren Mandeln entfernt wurden und die neben Schmerzmitteln und Antibiotika auch Honig zu sich nahmen, hatten laut einer Studie deutlich weniger Beschwerden nach der Operation und brauchten in den ersten paar Tagen nach dem Eingriff weniger Schmerzmittel, verglichen mit anderen Patienten, die nur die beschriebenen Medikamente bekamen.[94] Als man Patienten sieben Tage lang zusätzlich Tualang-Honig gab, heilte das Gewebe noch schneller.[95] Man kann ihn also während der Genesungsphase der üblichen medikamentösen Behandlung hinzufügen. Bei einer anderen Studie, die ebenfalls die Wirkung von Tualang-Honig untersuchte, stellte man fest, dass Patienten, die Honig verzehrten, nachts seltener aufwachten und weniger Schmerzmittel benötigten.[96]

Honig ist leicht verfügbar und eine preiswerte Ergänzung der ärztlich verordneten Maßnahmen. Er beschleunigt die Heilung und lindert die Schmerzen nach einer Mandeloperation.

Ekzeme

Hier handelt es sich um eine Gruppe von Krankheiten, die Juckreiz und Entzündungen auf der Haut hervorrufen. Sie gehen oft mit Asthma oder Heuschnupfen einher und kommen bei Kleinkindern häufig vor. Bis zu 20 Prozent der Kinder sind betroffen, doch bei den meisten heilt das Ekzem vor dem zehnten Geburtstag ab. Etwa drei Prozent der Kinder und Erwachsenen erkranken ihr Leben lang immer wieder an einem Ekzem.

Während eines Ausbruchs juckt die Haut; sie ist verdickt und trocken und schuppt ab. Manchmal ist die Pigmentierung gestört und die Haut kann sich rot oder braun färben. Es gibt viele Auslöser für Ausbrüche, zum Beispiel Kratzen, heiße Duschen, Stress, die Kleidung oder Allergene. Fast alle Erkrankten haben Bakterien der Art *Staphylococcus aureus* auf der Haut. Diese Keime vermehren sich rasch, wenn sie in tiefere Hautschichten eindringen. In diesem Fall verschlimmern sich die Symptome. Cremes und Medikamente, die den Juckreiz und die Entzündung lindern, sind hilfreich und auch Antibiotika helfen, eine Infektion zu beseitigen.

Kortikosteroide können die Rötung, den Juckreiz und die Schwellungen, die mit einem Ekzem einhergehen, oft lindern, aber sie können diese Symptome auch verschlimmern.

Bei manchen Patienten verfärbt sich die Haut, und Akne, Blutergüsse und rote oder weiße Knoten bilden sich auf der Haut. Honig lindert die Rötung, das Abschuppen, die Hautverdickung und den Juckreiz. Wenn man eine Mischung aus Honig mit gleichen Teilen Olivenöl und Bienenwachs auf die Haut aufträgt, bessern sich bei 80 Prozent der Patienten die Symptome innerhalb von zwei Wochen.

Honig kann zudem einen Teil der Kortikosteroide ersetzen.[97] Dadurch sinkt das Risiko für Nebenwirkungen, ohne dass die Wirkung der Therapie geschwächt wird. Wenn die Haut mit *Staphylococcus aureus* infiziert ist, kann Honig ebenfalls helfen. Er vernichtet die Bakterien selbst dann, wenn sie gegen viele Antibiotika resistent sind[98] oder einen Biofilm bilden.[99]

Juckende Haut

Juckende Haut kann sehr unangenehm sein und Kratzen provozieren. Der Juckreiz kann sich auf einen bestimmten Körperteil beschränken oder am ganzen Körper zu spüren sein. Eine der häufigsten Ursachen ist trockene Haut. Dieses Problem lässt sich mit Cremes, Lotionen und Ölen leicht lösen. Andere Ursachen sind nicht so leicht zu beseitigen. Dazu gehören Allergien, Medikamente, Krankheiten, emotionale Störungen und Hautkrankheiten wie Ekzeme.

Manchmal geht juckende Haut mit Knoten, Ausschlag, Pusteln, Rötung oder Entzündungen einher. Kratzen verschafft vorübergehend Erleichterung, kann aber die Haut verletzen, sodass sie rot und wund aussieht oder sich sogar entzündet und blutet. Das kann zu einer Infektion führen. Cremes und

Lotionen können den Juckreiz zeitweilig dämpfen und kalte Umschläge beruhigen die Nervenfasern eine Weile, weil die Kältewahrnehmung und der Juckreiz dieselben Nervenbahnen benutzen.

Viele Maßnahmen sorgen nicht für spürbare Erleichterung und haben erhebliche Nebenwirkungen. Wenn ein Ausschlag oder gereizte Haut das Jucken auslöst, kann Honig es unterdrücken. Das bestätigt eine Studie mit Patienten, die an entzündlichem Ausschlag in den Hautfalten litten. Die Probanden erhielten 21 Tage lang entweder Honig oder eine Zinkoxidsalbe. Beide waren wirksam, doch Honig linderte den Juckreiz viel besser.[100]

Wenn Sie wieder einmal an juckender Haut leiden, sollten Sie die betroffenen Stellen mit Honig bestreichen. Er verringert nicht nur das Bedürfnis, sich zu kratzen, sondern fördert die Heilung des Ausschlags und senkt das Infektionsrisiko.

Schuppenflechte

Schuppenflechte oder Psoriasis ist eine häufig vorkommende Hautkrankheit. Bei den Betroffenen wachsen die Hautzellen zehnmal schneller als normal. Dieser Überschuss an Zellen entwickelt sich zu einer leicht erhabenen roten Plaque mit silbrigen Schuppen auf der Hautoberfläche. Diese Inseln verursachen Juckreiz und Schmerzen; die Haut wird trocken und bekommt blutende Risse. Auch die Nägel können Grübchen bekommen und sich verfärben. Bis zu 30 Prozent der Betroffenen sind gleichzeitig an Psoriasis-Arthritis erkrankt und leiden an Schmerzen und Schwellungen in den Gelenken.

Psoriasis verläuft meist schubweise. Sie kann durch Stress, Medikamente, Infektionen, Hautverletzungen, Rauchen und kaltes Wetter ausgelöst werden. Diese Auslöser aktivieren ein gestörtes Immunsystem. Ein Teil der weißen Blutkörperchen greift dann gesunde Hautzellen an und löst weitere Immunreaktionen aus, deren Folge überschüssige Hautzellen, Rötung, Entzündungen und andere Symptome sind. Ein Heilmittel gibt es nicht, aber man kann Psoriasis mit Salben, Lichttherapie und Medikamenten (Tabletten oder Injektionen) in den Griff bekommen.

Derzeit können wir bestenfalls hoffen, die Psoriasis möglichst lange im Zustand der Remission (der spontanen Besserung) zu halten und Symptome zu behandeln, wann immer sie aufflackern. Honig kann Rötung, Juckreiz, Schuppenbildung und Hautverdickung nachweislich lindern. Bei Patienten, die mit einer Mischung aus Honig, Olivenöl und Bienenwachs zu gleichen Teilen behandelt wurden, besserte sich bei 62 Prozent der Patienten der Gesamtzustand deutlich. Als man drei Viertel der äußerlich angewandten Kortikosteroide durch Honig ersetzte, verschlechterte sich der Zustand der Haut bei 75 Prozent der Patienten nicht.[101] Das bedeutet, dass die meisten Patienten die Dosis der Steroide verringern können, ohne die Wirkung der Behandlung zu beeinträchtigen, wenn sie der Salbe Honig beigeben.

Windelausschlag

Windelausschlag kommt bei Säuglingen häufig vor. Dabei wird die Haut am Po wund, rot, gereizt und empfindlich. Meist ist wiederholtes Reiben einer schmutzigen Windel an der zarten Babyhaut die Ursache. Windeln sollten sofort gewechselt werden, wenn sie nass sind. Allergene in Feuchttüchern, Lotionen und Waschmitteln können einen Windelausschlag verschlimmern. Wenn Sie diesen Verdacht haben, sollten Sie jede mögliche Ursache prüfen und ausschließen oder bestätigen. Auch ein Pilz oder eine bakterielle Infektion können Windelausschlag auslösen. Da Windeln dicht sind, halten sie das Baby warm und feucht – ein guter Nährboden für Mikroben, auch deshalb, weil Urin den pH-Wert der Haut verändert. *Candida albicans* ist eine der Hauptursachen für Windelausschlag.

Wechseln Sie Windeln unbedingt häufig. Reinigen Sie den Po des Babys mit einer milden Seife und Wasser und trocknen Sie ihn gut ab. Cremes und Salben können auf der Haut eine Feuchtigkeitsbarriere bilden, die einem Windelausschlag vorbeugt. Der Ausschlag sollte innerhalb weniger Tage abklingen.

Ein unbedenkliches und gut verträgliches Mittel, das Windelausschlag lindert, ist Honig. Als eine Mischung aus Honig, Olivenöl und Bienenwachs im Rahmen einer Studie viermal am Tag auf die Haut von Babys mit leichtem bis schwerem Windelausschlag aufgetragen wurde, besserte sich der Ausschlag innerhalb von sieben Tagen deutlich. Sogar Ausschläge, die von Candida verursacht wurden, lassen sich mit Honig lindern. Oft ist die zusätzliche Verwendung medizinischer Salben dann unnötig.

Salbe gegen Windelausschlag

- 5 EL Olivenöl
- 4 EL Tasse Rohhonig
- 30 g Bienenwachs

1. Die drei Zutaten in einem hitzebeständigen (Glas-)Gefäß vermengen und auf dem Herd in einem Wasserbad behutsam köcheln lassen. So lange umrühren, bis die Zutaten gut vermischt sind.
2. Top und Das Gefäß mit der Mischung vom Herd nehmen und abkühlen lassen. Währenddessen weiter umrühren, damit die Zutaten sich beim Abkühlen nicht trennen.
3. Wenn die Mischung auf Zimmertemperatur abgekühlt ist, können Sie sie vorsichtig auf die betroffenen Hautstellen auftragen.

Rosazea

Rosazea ist eine sehr häufig vorkommende Hautkrankheit, von der meist Menschen mit keltischen oder skandinavischen Wurzeln betroffen sind. Sie tritt in der Regel im mittleren Alter auf, beginnt mitten im Gesicht und breitet sich dann aus. Die Ohren, die Brust und der Rücken können ebenfalls erkranken. Es gibt vier Arten von Rosazea, von denen einige auffälliger sind als andere. Typische Symptome sind Hautrötung, Akne, dicke, unebene Haut und gereizte rote Augen. Sie können das Selbstbewusstsein trüben und zu Angst, Depressionen, sozialer Isolation und Fehlzeiten am Arbeitsplatz führen.

Die genaue Ursache der Rosazea ist nicht bekannt, aber Wissenschaftler vermuten, dass sie eine genetische Grundlage hat und zudem von Umwelteinflüssen ausgelöst werden kann, die eine Immunreaktion auslösen. Die Bakterie *H. pylori* und die *Demodex*-Milbe spielen vielleicht auch eine Rolle. Ärzte verschreiben oft Medikamente, die Hautrötung, Akne, Entzündungen und bakterielle Infektionen lindern sollen. Durch Aufspüren und Beseitigen von Auslösern kann man Krankheitsschübe verhindern. Schützen Sie die Haut vor Sonne, gehen Sie sanft mit der Haut um und tragen Sie ein Make-up auf, um die Rötung zu verbergen. So bekommen Sie Rosazea in den Griff.

Der Zustand der Haut beeinflusst die Lebensqualität. Deshalb ist es enorm hilfreich, Wege zu finden, um die Rötung, die Akne und Hautunreinheiten zu lindern. Honig hat schon vielen Rosazeapatienten geholfen. In einer Studie wurden Patienten mit Rosazea per Los in zwei Gruppen eingeteilt. Die eine erhielt eine 90-prozentige Honiglösung von medizinischer Qualität, die zweite verwendete eine Creme. Nach acht Wochen berichteten 34 Prozent der Patienten in der ersten Gruppe von einem besseren Hautzustand. In der zweiten Gruppe waren es nur 17 Prozent.[102]

In den meisten Küchen kann man diese einfache Salbe selbst herstellen.

Creme gegen Rosazea

- 9 Teile Honig
- 1 Teil Glyzerin

Mischen Sie den Honig mit dem Glyzerin und reiben Sie die Haut zweimal täglich mit dieser Salbe ein.

Warzen

Warzen sind kleine Hautwucherungen, verursacht von humanen Papillomviren (HPV). Meist sind die Warzen fleischfarben und enthalten kleine schwarze Punkte, die in Wirklichkeit verklumpte Blutgefäße sind. Hände und Finger sind am häufigsten betroffen, was nicht überrascht, weil das Virus ansteckend ist. Wenn Warzen an den Fußsohlen auftauchen, nennt man sie Dorn- oder Stechwarzen. Die meisten Warzen verschwinden von selbst, aber es kann ein oder zwei Jahre dauern. Vielen Menschen sind Warzen peinlich und sie versuchen, sie mit Salicylsäure, durch Vereisung oder mit einer Laserbehandlung zu beseitigen. Mögliche Folgen sind Schmerzen, Blasenbildung und Vernarbung.

Rezeptfreie und ärztlich verordnete Medikamente sind bisweilen teuer und schmerzhaft und obendrein wirken sie langsam oder gar nicht. Einfach anzuwendende Hausmittel wie Honig können Warzen schmerzlos beseitigen. Selbst Kinder wehren sich nicht gegen diese Methode, weil sie nicht wehtut. Reiben Sie die Warze dünn mit Honig ein, etwa mit Manuka-Honig. Bedecken Sie die Stelle mit einer Bandage oder mit Verbandsmull. Wiederholen Sie dieses Verfahren morgens und abends und lassen Sie den Honig bis zum nächsten Kleiderwechsel einwirken. Bald müssten Sie eine allmähliche Veränderung der Form und Konsistenz der Warze sehen. Eines Tages ist sie verschwunden. Vielleicht liegt es zum Teil daran, dass Honig Mikroben bekämpft und auch Viren unschädlich machen kann.

Die aerobe Leistungsfähigkeit

Aerobes Training verbessert die Fitness, sofern es die Herz- und Atemfrequenz mehr als ein paar Minuten lang erhöht. Das Blut wird durch den ganzen Körper gepumpt und versorgt die Zellen mit Sauerstoff, damit die Muskeln arbeiten können. Zunehmende Fitness verbessert nicht nur die körperliche, sondern auch die mentale und emotionale Gesundheit. Regelmäßiges aerobes Training stärkt das Herz, hilft den Muskeln, Sauerstoff besser zu verwerten, und vergrößert die Zahl der Mitochondrien in den Muskelzellen. Dadurch werden die Muskeln ausdauernder und verbrennen Fett und Kohlenhydrate effizienter. Laufen, Radfahren und Schwimmen sind Beispiele für aerobe Aktivitäten. Viele Menschen nehmen sich vor, fitter zu werden, und es gibt zahllose Produkte auf dem Markt, die versprechen die Ausdauer zu verbessern oder Muskeln aufzubauen. Manche von ihnen sind brauchbar, aber oft enthalten sie eine lange Liste fragwürdiger Zutaten.

Rohhonig besteht zum größten Teil aus einfachen Kohlenhydraten und ist der perfekte Brennstoff für Läufer und andere Ausdauersportler. Glukose wird schnell resorbiert und sorgt für einen sofortigen Energieschub. Fruktose gelangt langsamer ins Blut und setzt daher auch länger Energie frei. Honig enthält auch Vitamine und Mineralien, die dazu beitragen, schwindende Energievorräte aufzufüllen, und er ist frei von künstlichen Konservierungs-, Farb- und Aromastoffen sowie von Süßstoffen, die in vielen Energydrinks und Gelen enthalten sind. Er gilt als ebenso wirksam wie die meisten kommerziellen Energiespender. Langes Training leert die Glykogenspeicher und löst Erschöpfung aus. Honig hilft, die Leistungsfähigkeit nach dem Training schneller wiederherzustellen.

Während eines Tests liefen Sportler 60 Minuten lang bei einer Temperatur von 31 Grad Celsius. Dann folgte eine zweistündige Pause, in der sie entweder ein Honiggetränk oder Wasser zu sich nahmen. Anschließend liefen sie noch einmal 20 Minuten. Die Athleten, die Honig konsumiert hatten, legten eine deutlich größere Strecke zurück als diejenigen, die nur Wasser getrunken hatten.[103]

Honig kann also die Energievorräte des Körpers auffüllen und Erschöpfung verhindern, sowohl vor dem Training als auch danach.

Durchfall

Durchfall ist ein dünner, wässriger Stuhl. Er ist eine sehr verbreitete Störung und dauert meist ein paar Tage. Länger anhaltende Durchfälle können ein Zeichen für eine Krankheit sein, zum Beispiel für einen Reizdarm.

Magenkrämpfe und -schmerzen, Blähungen, Fieber, Übelkeit und Erbrechen gehen oft mit Durchfall einher. Zu einem Durchfall kommt es, wenn der Stuhl sich zu schnell durch den Darm bewegt, sodass der Darm keine Zeit hat, genügend Wasser aus ihm zu entfernen. Die Hauptursachen von Durchfall sind Viren, Bakterien und Parasiten. Nahrungsmittelunverträglichkeiten und viele Medikamente können bei empfindlichen Menschen ebenfalls Durchfall auslösen. Wenn der Durchfall länger als ein paar Tage anhält, verordnen Ärzte bisweilen Antibiotika, sofern Bakterien oder Parasiten die Übeltäter sind.

Die zunehmende Resistenz gegen Antibiotika ist ein großes Problem bei der Therapie von bakteriellen Krankheiten.

Deshalb brauchen wir Alternativen, die wir bei Bedarf anstelle der Antibiotika oder zusammen mit ihnen anwenden können. Honig ist ein leicht verfügbares und wohlschmeckendes Nahrungsmittel, das die Häufigkeit von Durchfällen und anderen Symptomen, zum Beispiel Erbrechen, deutlich verringert. Als Mediziner einer rehydrierenden Lösung Honig beifügten und Kindern zu essen gaben, die während einer Grippe an Durchfall litten, genasen die kleinen Patienten schneller als andere Kinder, die die gleiche Lösung ohne Honig zu sich nahmen.[104]

Honig bekämpft Mikroben und hemmt Entzündungen. Daran könnte es liegen, dass er die Virusinfektion schnell beseitigt und die entzündete Darmschleimhaut heilt, sodass der Darm wieder normal arbeiten kann.

Erbrechen

Als Erbrechen bezeichnen wir die erzwungene Entleerung des Mageninhalts. Es kann innerhalb eines kurzen Zeitraumes einmal oder ständig vorkommen. Das Hauptproblem beim Erbrechen ist Dehydrierung, vor allem bei Kindern und Kleinkindern. Eine Menge Wasser geht verloren und muss ersetzt werden, um Verwirrung, Kopfschmerzen, starke Müdigkeit sowie schwerere Komplikationen wie Nierenprobleme, Abnahme des Blutvolumens und Krampfanfälle zu verhindern. Verdauungsstörungen, Alkoholkonsum, Bewegungskrankheit, Schwangerschaft, Chemotherapie und einige Krankheiten können Erbrechen auslösen, aber die häufigsten Ursachen sind bakterielle und virale Infektionen des Verdauungstrakts. Gelegentliches Erbrechen erfordert meist keine Behandlung, doch häufiges Erbrechen oder Erbrechen als Folge einer Infektion wird manchmal mit Antibrechmitteln behandelt.

Es ist verstörend, wenn Kinder krank sind und sich übergeben. Deshalb wäre es für die Angehörigen eine große seelische und körperliche Erleichterung, wenn sie dem Erbrechen vorbeugen oder seine Häufigkeit verringern könnten. Feste Nahrungsmittel sind nicht zu empfehlen, wohl aber klare Flüssigkeiten. Honig, in Wasser oder Saft aufgelöst, beschleunigt die Genesung und ersetzt das verlorene Wasser. Als man Kindern mit Darmgrippe im Rahmen einer Studie eine Rehydrierungslösung zu trinken gab, mit oder ohne Honig, erbrachen sie sich weniger als andere Kinder, die Getränke ohne Honig zu sich nahmen.[105] Wahrscheinlich trug der Honig dazu bei, die Bakterien oder Viren zu beseitigen, die schuld an der Krankheit waren, und den Körper schneller zu rehydrieren. Das beschleunigte die Genesung. Erwachsene, die sich wiederholt übergeben müssen, würden vom Honig ebenfalls profitieren.

Sodbrennen

Sodbrennen ist auch als Säurereflux bekannt. Dabei fließt Säure aus dem Magen hinauf in die Speiseröhre und erzeugt brennende Schmerzen im Brustkorb. Nach dem Essen und nachts sind die Symptome oft schlimmer. Die Säure wandert leichter in der Speiseröhre nach oben, wenn wir uns bücken oder wenn wir liegen. Rezeptfreie Medikamente verringern oder neutralisieren die Magensäure, aber sie verursachen bisweilen Übelkeit, Verstopfung, Durchfall, Kopfschmerzen und Bauchschmerzen – Nebenwirkungen, die unangenehmer sind als das Sodbrennen.

Ein Löffel Honig lindert Beschwerden im Rachen, schützt die Speiseröhre eine Zeit lang vor Magensäure und lindert das Brennen im Magen. Honig lindert zudem Entzündungen und infolgedessen auch Schmerzen.

Sodbrennen führt zu Schäden durch freie Radikale (hochreaktive Moleküle, die in einer Zelle eine Kettenreaktion auslösen und sie zerstören) in der Schleimhaut des Verdauungskanals. Da Honig Antioxidantien enthält, schützt er vor solchen Schäden, indem er die Aktivität der freien Radikale hemmt. Außerdem stellt Honig den Glutathionspiegel wieder her. Glutathion ist ein Antioxidans, das Zellschäden verhindert und mit dem Menschen, die an Sodbrennen leiden, nachweislich unterversorgt sind. Essen Sie nach jeder Mahlzeit und vor dem Schlafengehen einen Teelöffel Honig.

Karies

Der Mund enthält sehr viele Bakterien. Manche sind nützlich, andere schädlich. Die schädlichen bilden eine klebrige, farblose Substanz, Plaque genannt, die an den Zähnen und am Zahnfleisch haftet. Plaque liebt Zucker und Stärke; deshalb versorgt fast jede Mahlzeit die Plaque mit Nahrung für ihr Wachstum. Da die Bakterien in der Plaque sich von Zucker ernähren, erzeugen sie Säuren, die den Zahn entmineralisieren – sie entziehen dem Zahnschmelz Kalzium und Phosphat. Der Speichel versucht, die Säuren zu neutralisieren und die fehlenden Mineralien zu ersetzen, doch manchmal erfolgt die Demineralisierung schneller als die Remineralisierung und der Zahn beginnt zu verfallen. Wenn sich im Zahnschmelz Löcher bilden, sprechen wir von Karies. Karies ist ein großes Problem für die Gesundheit der Zähne und betrifft bis zu 90 Prozent der Schulkinder und die meisten Erwachsenen. Die einzige Behandlung bei Karies besteht darin, die Zahnfäule herauszubohren und das Loch mit einer Porzellan- oder Harzmischung zu füllen.

Wenn sich bereits ein Loch gebildet hat, kann es sich nicht mehr schließen. Es ist am besten, dem Zahnverfall vorzubeugen, bevor er beginnt. Gute Mundhygiene ist äußerst wichtig. Putzen Sie zweimal am Tag die Zähne und reinigen Sie danach die Zahnzwischenräume mit Zahnseide. Eine Einschränkung des Zuckerkonsums trägt ebenfalls dazu bei, die Säurebildung durch Bakterien einzuschränken und den Verfall des Zahnschmelzes zu verhindern.

Honig ist zwar süß, aber er beeinflusst den Säuregehalt des Mundes nicht so wie Zucker. Bei kieferorthopädischen Patienten, die Honig kauten, nahm die Säure im Mund nach fünf Minuten ab; sie sank aber nicht so stark, dass es zu einer Demineralisierung gekommen wäre. Bei Patienten, die den Mund mit einer Zuckerlösung ausspülten, war der Säuregehalt im Mund so hoch, dass eine Demineralisierung möglich war und dass es viel länger dauerte, bis der normale Säuregehalt des Mundes wiederhergestellt war. Zudem war die Menge der Plaque bildenden Bakterien im Mund in der Honig-Gruppe erheblich geringer.[106]

Die außergewöhnlich starke antibakterielle Wirkung des Manuka-Honigs macht ihn zu einem nützlichen Teil des täglichen Mundpflegeprogramms. Eine Studie kam zu dem Ergebnis, dass die Zahl der Bakterien, die zum Zahnverfall beitragen, bei Kindern, die zweimal am Tag die Zähne und die Zunge manuell mit Honig bestrichen und sich regelmäßig die Zähne putzten, deutlich geringer war als bei Kindern, die keinen Honig verwendeten.[107] Wenn Sie mit der Zunge Honig im Mund verteilen, schützen Sie möglicherweise Ihre Zähne, weil Sie dadurch schädliche Bakterien beseitigen.

Mundgeruch

Niemand will schlecht aus dem Mund riechen, aber jeder Mensch leidet ab und zu darunter. Manche Nahrungsmittel, zum Beispiel Zwiebeln und Knoblauch, sind häufige Ursachen für Mundgeruch, der erst verschwindet, wenn sie verdaut sind. Mangelhafte Mundhygiene ist eine weitere Quelle für schlechten Atem. Essensreste im Mund sind Nahrung für Bakterien, die sich vermehren und übel riechende Toxine absondern. Auch Hefeinfektionen, Karies, Rauchen, ein trockener Mund und manche Krankheiten sind mögliche Ursachen. Viele Menschen benutzen ein antiseptisches Mundwasser, um Karies, Zahnfleischentzündung und Mundgeruch zu verhindern. Manche dieser Mundwässer sollen Entzündungen, Schmerzen oder Mundtrockenheit lindern, die von Infektionen oder Krankheiten verursacht werden. Man gurgelt 30 Sekunden lang oder länger mit etwa 20 Millilitern Mundwasser und spuckt es dann aus.

Vielleicht wundert es Sie, dass Honig sich als Mundwasser eignet, da er eine Menge Zucker enthält. Bekanntlich ist Zucker schlecht für die Zähne, weil er Futter für Bakterien ist, die bei unzureichender Mundhygiene Karies verursachen. Aber Honig enthält auch viele antibakterielle Verbindungen und kann die Bakterien im Mund vernichten. Vor allem Manuka-Honig enthält antibakterielle Verbindungen und könnte daher wirksamer sein als andere Honigsorten. Sie alle enthalten jedoch Wasserstoffperoxid, das ebenfalls Mikroben abtötet. Auch der niedrige pH-Wert des Honigs hilft, Bakterien zu beseitigen, weil er ein saures Milieu erzeugt, das ihre Vermehrung hemmt.

Honig-Mundwasser

- 240 ml Wasser
- 1 TL Honig
- ¼ TL Zimtpulver

1. Das Wasser auf weniger als 35 °C erhitzen.
2. Den Honig einrühren, bis er schmilzt, dann den Zimt hineinstreuen und das Ganze vermischen.
3. Mit diesem Mundwasser morgens und abends gurgeln, um schlechten Atem zu bekämpfen.

Mundgeschwüre

Mundgeschwüre sind flache Geschwüre auf der Zunge oder an der Innenseite einer Lippe oder Wange. Sie sind rund oder oval und haben einen roten Rand und ein gelbes oder weißes Zentrum. Manche Menschen haben nur ein solches Geschwür, bei anderen entwickeln sich viele zur gleichen Zeit. Betroffene haben Mühe, zu essen oder zu sprechen, weil die Geschwüre sehr schmerzhaft sind. Die genaue Ursache ist nicht bekannt, aber Stress, hormonelle Veränderungen, Nahrungsmittelallergien, saure Speisen, Reizung durch Zahnspangen, Bisse in die Wange und Nährstoffmängel gelten als Mitursachen. Die meisten kleinen Mundgeschwüre heilen innerhalb weniger Wochen von selbst ab, doch bei größeren Wunden kann die Heilung bis zu sechs Wochen dauern und Narben hinterlassen.

Es gibt keine Behandlung, die Mundgeschwüre heilen kann. Das Beste, was wir erhoffen können, ist Vorbeugung, Schmerzlinderung und eine schnelle Genesung. Im Rahmen einer Studie wurden Mundgeschwüre bei einer Gruppe von Patienten mit Honig eingerieben; bei einer zweiten Gruppe behandelten die Mediziner die Geschwüre mit einem Kortikosteroid (einem Medikament, das Entzündungen hemmt und das Immunsystem unterdrückt) und eine dritte Gruppe erhielt Benzocain (einen Wirkstoff zur Oberflächenbetäubung). Die Patienten wurden durch Los einer der drei Gruppen zugeteilt und fünf Tage lang viermal täglich behandelt. Im Vergleich zu den beiden anderen Maßnahmen reduzierte Honig die Größe der Geschwüre, die Dauer der Schmerzen und die Rötung der Haut deutlich.[108]

Angst

Jeder Mensch hat manchmal Angst. Vor einem Bewerbungsgespräch, vor dem ersten Date oder vor dem Umzug in eine neue Stadt können Sie Unbehagen, Nervosität, Angst oder sogar Panik empfinden. Nach dem Ereignis klingen diese Emotionen meist ab. Bei manchen Menschen legt sich die Angst jedoch nicht; sie ist hartnäckig und überwältigend.

Das ist eine andere Art von Angst, die auch als Angststörung bezeichnet wird. Davon gibt es verschiedene Varianten, doch alle beeinträchtigen das normale Leben und können so quälend sein, dass die Betroffenen sich von der Gesellschaft zurückziehen.

Angst wird von den Teilen des Gehirns ausgelöst, die Emotionen steuern. Auf der physiologischen Ebene können Betroffene unter Kurzatmigkeit, Herzklopfen, Übelkeit, Muskelverspannungen und Schlafstörungen leiden. Medikamente lindern die Symptome, psychologische Beratung kann helfen, seelische Probleme zu bewältigen, eine Ernährungsumstellung verbessert den allgemeinen Gesundheitszustand und Entspannungsübungen wirken beruhigend.

Manche Menschen mit Angststörungen benötigen die Hilfe eines Arztes oder Psychologen, um psychische und körperliche Symptome zu bewältigen, einerlei, ob ihre Angst auf normalen Befürchtungen und Sorgen oder auf einer diagnostizierten Störung beruht. Honig hilft, Angst zu lindern, die unterschiedliche Ursachen hat, zum Beispiel Toxine oder hormonelle Veränderungen. Als man Ratten in einer Studie entweder mit Honig oder Zucker fütterte oder ein Jahr lang zuckerfrei ernährte, waren erstaunliche Unterschiede im Verhalten der Tiere zu beobachten. Die mit Honig gefütterten Ratten waren im Vergleich zu den beiden anderen Gruppen das ganze Jahr über deutlich weniger ängstlich.[109] Bei Ratten mit Bleivergiftung verhinderte der Honig eine Zunahme der Angst. Das Gedächtnis, die Beweglichkeit und die Wirkung von Antioxidantien verbesserten sich.[110]

Wahrscheinlich unterstützen die Antioxidantien im Honig die Gehirnfunktion und beugen der Angst vor. Bei Frauen nach der Menopause, die täglich Honig aßen, nahm die Angst ab, die sich bei vielen Frauen während dieser Zeit der hormonellen Veränderungen einstellt. Als Forscher weiblichen Ratten die Ovarien entfernten, um die Menopause zu simulieren, linderte Tualang-Honig ängstliches Verhalten erheblich, verglichen mit Tieren, denen die Ovarien ebenfalls entnommen worden waren, die aber keinen Honig bekommen hatten.[111]

Die Studien werden fortgesetzt, doch schon jetzt hat sich Honig als große Hilfe erwiesen. Vielleicht kann er sogar Medikamente gegen Angst ersetzen.

Depressionen

Eine Depression ist weitaus mehr als nur eine Stimmungsstörung: Sie ist eine psychische Erkrankung, die zu tiefer Traurigkeit und Desinteresse an Aktivitäten führt. Sie beeinflusst das Fühlen, Denken und Verhalten eines Menschen und kann nicht nur psychische, sondern auch körperliche Beschwerden hervorrufen. Eine klinische Depression kann einmal, aber auch viele Male im Leben eines Menschen vorkommen. Traurigkeit und Kummer können Schlafstörungen, Appetitlosigkeit, Konzentrationsschwäche, starke Müdigkeit, Suizidgedanken und körperliche Symptome wie Rückenschmerzen und Kopfschmerzen verursachen. Veränderungen des Hormonspiegels können eine Depression auslösen. Wissenschaftler gehen davon aus, dass Chemikalien im Gehirn, die für eine stabile Stimmung sorgen sollten, eine große Rolle spielen. Oft werden eine psychologische Beratung und Antidepressiva empfohlen. Antidepressiva können zahlreiche Nebenwirkungen haben, unter anderem Übelkeit, Schlafstörungen, Sehtrübungen, Gewichtszunahme, starke Müdigkeit und sexuelle Störungen.

Die Ernährung kann das Verhalten beeinflussen und die richtigen Nahrungsmittel oder Nährstoffkombinationen bessern manchmal eine Depression. Tualang-Honig ist ein Nahrungsmittel, das die Stimmung hebt. Als Ratten stressigem Lärm ausgesetzt wurden, waren die Tiere, die Tualang-Honig bekamen, vor depressionsähnlichem Verhalten geschützt, im Gegensatz zu den Ratten, die keinen Honig erhielten.[112]

Chrysin ist eine der Verbindungen im Honig, die antidepressiv wirkt. Das zeigte eine Studie, in der Mäuse in einen depressiven Zustand versetzt wurden, indem Forscher ihnen einen Teil des Vorderhirns entfernten. Dadurch veränderte sich der Hippocampus, der Teil des Gehirns, der die Emotionen steuert. Als man diesen Mäusen 14 Tage lang Chrysin ins Futter mischte, ließen die Depression und die Verhaltensänderungen nach. Chrysin war etwa so wirksam wie das Antidepressivum Fluoxetin.[113]

Unabhängig davon, welche Medikamente man anwendet und wie sie wirken, ist Honig hilfreich anstelle von oder in Kombination mit anderen Therapien.

Geistige Fähigkeiten

Der Erwerb und das Verarbeiten von Wissen ist eine direkte Folge von geistigen Vorgängen, zu denen Wahrnehmung, Gedächtnis, logisches Denken, Urteilsvermögen, Aufmerksamkeit und Sprache gehören. Jeder Mensch ist einzigartig. Die Art und Weise, wie Sie die Welt sehen und auf sie reagieren, unterscheidet Sie von anderen. Die Gene entscheiden über den größten Teil der kognitiven Unterschiede, die wir in der Bevölkerung finden. Umwelteinflüsse und physiologische Vorgänge sind für den Rest verantwortlich. Chemische Störungen und Veränderungen der Stoffwechselprozesse können die geistigen Fähigkeiten mit der Zeit erheblich beeinflussen. Einige dieser Prozesse werden durch die Alterung, Nährstoffmängel oder Chemikalien und Krankheitserreger ausgelöst. Das Gedächtnis und das Denkvermögen können darunter leiden.

Nachlassende geistige Fähigkeiten sind für Betroffene und ihre Angehörigen eine Belastung. Erholsamer Schlaf, Sport und soziale Kontakte sind hilfreich, ebenso Spiele, die das Gehirn anregen. Auch die Ernährung hat Einfluss auf die geistigen Fähigkeiten. Honig lindert nachweislich die negativen Auswirkungen, die der Stress auf das Gedächtnis hat. Als Forscher gestresste Ratten einmal am Tag mit Tualang-Honig fütterten, beugte er Gedächtnisstörungen vor. Bei Ratten, die keinen Honig bekamen, war das nicht der Fall. Zudem war der Honig für die Tiere eine Art Antidepressivum.[114]

Eine Depression stört das Denkvermögen, die Konzentration, die Entscheidungsfindung und andere geistige Fähigkeiten. Täglicher Honigkonsum liefert wichtige Nährstoffe, die diesem Niedergang vorbeugen.

Schlafstörungen

Guter Schlaf ist unentbehrlich für die Gesundheit und ein produktives, soziales und glückliches Leben. Die meisten Erwachsenen brauchen sieben bis acht Stunden Schlaf in der Nacht. Allerdings ist der Schlafbedarf unterschiedlich. Wenn Sie schwer einschlafen oder nicht durchschlafen können, liegt eine Schlafstörung vor. Dieses lästige Problem betrifft viele Menschen in verschiedenen Phasen ihres Lebens. Eine akute Schlafstörung dauert nur eine Nacht oder eine Woche, eine chronische plagt uns einen Monat lang oder länger.

Stress, schlechte Schlafgewohnheiten, Jetlag, Nachtschichten, ein zu üppiges Abendessen, Medikamente, Koffein, Nikotin, Alkohol und Krankheiten können daran schuld sein, dass Körper und Geist nicht in einen tiefen und erholsamen Schlaf sinken. Oft lassen sich Schlafstörungen verhindern, wenn man Gewohnheiten ändert. Die kurzfristige Anwendung von Schlafmitteln kann ebenfalls helfen, aber sie verlieren meist mit der Zeit ihre Wirkung. Yoga, Meditation und Akupunktur fördern die Entspannung und lassen sich gut vor dem Schlafengehen anwenden.

Honig wird seit Jahrhunderten verwendet, um Körper und Geist in einen erholsamen nächtlichen Schlaf zu versenken. Im Ayurveda mischt man ihn mit Milch, Ghee (geklärte Butter), Datteln und Gewürzen; aber er hilft auch, wenn man ihn einfach in warmem Wasser auflöst. Honig enthält Fruktose und Glukose, die den Insulinspiegel leicht anheben. Das ermöglicht es dem Tryptophan – einer Aminosäure, die schläfrig macht – leichter ins Gehirn einzudringen. Dort wird es für die Produktion von Melatonin verwendet –

einem Hormon, das den Schlaf-wach-Rhythmus steuert. Nachts ist der Melatoninspiegel hoch und sorgt dafür, dass wir müde werden; tagsüber ist es im Blut kaum nachweisbar. Ein Löffel Honig vor dem Schlafengehen kann den Körper dabei unterstützen, in einen ausreichend langen und erholsamen Schlaf zu sinken.

Beschwerden in den Wechseljahren

In den Wechseljahren, auch Klimakterium genannt, produzieren die Ovarien keine Eizellen mehr und die Menstruation hört auf. Das ist ein allmählicher Prozess, der diagnostiziert wird, wenn eine Frau seit zwölf aufeinander folgenden Monaten keine Menstruation mehr gehabt hat. Das geschieht meist, wenn sie sich in ihren Vierziger- oder Fünfzigerjahren befindet. Im Durchschnitt beginnt das Klimakterium mit 51 Jahren. In dieser Lebensphase leiden manche Frauen an unangenehmen und bisweilen schmerzhaften Symptomen. Es beginnt mit unregelmäßiger Menstruation, dann folgen Hitzewallungen, Nachtschweiß, Scheidentrockenheit, Stimmungsschwankungen, Schlafstörungen, Gewichtszunahme und Haarausfall. Ein paar glückliche Frauen bleiben von allen diesen Symptomen verschont; aber bei den meisten treten einige oder sogar alle auf.

Die Wechseljahre beginnen, wenn die Hormonspiegel fallen. Das ist ein natürlicher Vorgang, wenn wir älter werden. Wenn die Gebärmutter und die Ovarien operativ entfernt werden, setzt das Klimakterium abrupt ein. Auch eine Chemo- oder Strahlentherapie bei Krebs kann es auslösen, aber in diesem Fall ist es manchmal reversibel. Eine Hormontherapie, die den Östrogen- und den Progesteronspiegel anhebt, lindert die Symptome, doch die langfristige Anwendung könnte das Risiko für Herz-Kreislauf-Krankheiten und das Brustkrebsrisiko vergrößern. Medikamente, mit denen man normalerweise Depressionen, Krampfanfälle und Bluthochdruck behandelt, lindern manche Symptome der Wechseljahre ebenfalls.

Auch einige Nahrungsmittel und Kräuter werden verwendet, um die Auswirkungen des Klimakteriums zu mildern. Pflanzliche Östrogene in Sojabohnen, Linsen, Leinsamen, Hülsenfrüchten, Vollkorngetreide sowie in der Traubensilberkerze und im Salbei werden oft empfohlen. Auch wenn ihre Wirkung nicht eindeutig nachgewiesen sein mag, so empfinden sie viele Frauen als überaus hilfreich. Auch Honig wird verwendet und seine Befürworter können sich auf mehrere Studien stützen. Frauen mit Brustkrebs, die mit antihormonellen Medikamenten behandelt werden, leiden oft unter Beschwerden, die typisch für die Wechseljahre sind. Als diese Patientinnen Honig aßen, berichteten 68 Prozent von ihnen von einer deutlichen Linderung bei Hitzewallungen, Nachtschweiß, Stimmungsschwankungen, Schlafstörungen und Scheidentrockenheit.[115] In einer anderen Studie besserte sich bei Frauen in den Wechseljahren das Kurzzeitgedächtnis, wenn sie 16 Wochen lang Tualang-Honig konsumierten. Das ist vergleichbar mit den Ergebnissen, die Frauen erzielen, wenn sie sich einer Östrogen- und Progesterontherapie unterziehen.[116] Tualang-Honig verhinderte die Degeneration der Gebärmutter, steigerte die Knochendichte und beugte einer Gewichtszunahme vor, als Forscher ihn weiblichen Ratten verabreichten, deren Ovarien entfernt worden waren.[117]

Die Symptome des Klimakteriums machen manchen Frauen das Leben schwer. Wenn man sie beseitigt oder lindert, bessern sich das Selbstbild und langfristig auch die Gesundheit der Frauen. Honigverzehr ist eine einfache Methode, das zu erreichen.

Aphrodisiakum

Das Wort »Aphrodisiakum« ist vom Namen *Aphrodite* abgeleitet. So hieß die griechische Göttin der Liebe. Ein Aphrodisiakum kann ein Lebensmittel, ein Getränk oder ein Medikament sein, welches das sexuelle Verlangen und die Erregung stimuliert. Im Laufe der Jahrhunderte wurden Mittel pflanzlichen und tierischen Ursprungs verwendet, um die sexuelle Lust, aber auch die sexuelle Leistungsfähigkeit zu steigern. Unsere natürlichen, körpereigenen Aphrodisiaka sind Pheromone, Chemikalien, die mit ihrem Duft andere anlocken, indem sie physiologische Reaktionen auslösen und ihr Verhalten beeinflussen. Die Wirkung dieser Substanzen können wir mit bestimmten Nahrungsmitteln und anderen Substanzen steigern.

Honig gilt seit Jahrhunderten als Aphrodisiakum. Hippokrates, der Vater der Medizin, empfahl Honig, um sexuelle Kraft zu tanken. Avicenna, der berühmte islamische Wissenschaftler, dem die Medizin wichtige und bleibende Beiträge verdankt, empfahl angeblich eine Mischung aus Honig und Ingwer als sexuelles Anregungsmittel. Seiner Meinung nach konnte man Impotenz und Erektionsstörungen mit Honig heilen. Man nimmt an, dass Honig den Stickoxidspiegel im Körper erhöht und so dazu beiträgt, die Muskeln zu entspannen und die Blutgefäße zu erweitern. Dadurch verbessert sich die Durchblutung, sodass Männer stärkere und länger anhaltende Erektionen haben. Sowohl bei Männern als auch bei Frauen werden Orgasmen dann intensiver.

Unfruchtbarkeit

Der Wunsch, ein Kind zu bekommen, stellt sich bei den meisten Menschen irgendwann im Leben ein. Viele halten es für selbstverständlich, dass sie ein Kind zeugen können; aber das trifft nicht immer zu. Etwa 15 Prozent der Paare, die regelmäßig ungeschützten Sex haben, sind nach zwölf Monaten immer noch nicht erfolgreich oder die Frau kann das Kind nicht austragen.

Die Fruchtbarkeit einer Frau kann von einer unregelmäßigen Menstruation, Entzündungen im Becken, Myomen in der Gebärmutter, Polypen im Gebärmutterhals oder einer altersbedingt geringen Zahl von Eizellen beeinträchtigt werden. Bei Männern kann die Zahl oder die Beweglichkeit der Spermien zu gering oder die Form der Spermien abnorm sein. Alle diese Faktoren machen Unfruchtbarkeit wahrscheinlicher. Medikamente können die Ovulation und die Entwicklung von Eizellen aktivieren. Wenn das Sperma das Problem ist, kommt eine Befruchtung in der Gebärmutter in Betracht. Dabei werden die Samenzellen direkt in den Uterus eingebracht, in der Nähe der Eizelle. Dadurch steigt die Chance einer Befruchtung. Auch eine künstliche Befruchtung ist möglich. Man sammelt Eizellen ein und befruchtet sie außerhalb des Körpers mit Samenzellen. Die Embryos werden dann in die Gebärmutter eingesetzt, in der Hoffnung, dass sie sich dort einnisten und weiterentwickeln.

Manche Paare opfern sehr viel Zeit und Geld, um ein Kind zu bekommen. Die größte Schwierigkeit ist vielleicht die emotionale Belastung und deren Auswirkungen auf den Zusammenhalt und die Gesundheit des Paares. In fast der Hälfte aller Fälle von Unfruchtbarkeit sind die Samenzellen nicht imstande, die Eizelle zu erreichen. Bei Männern mit geringer Beweglichkeit der Spermien können diese nicht gut genug schwimmen, um zur Eizelle zu gelangen. Eine Mischung aus Honig und Gelée royale kann helfen. In einer Studie brachte eine Gruppe von Frauen zur Zeit des Eisprungs eine Mischung aus ägyptischem Bienenhonig und Gelée royale in die Scheide ein und hatte regelmäßig Geschlechtsverkehr. Die andere Gruppe versuchte eine Befruchtung in der Gebärmutter. Nach jedem Zyklus wurden acht Prozent der Frauen, die Honig und Gelée royale anwandten, schwanger. Bei den Frauen, die sich eine Befruchtung in der Gebärmutter unterzogen, waren es weniger als drei Prozent.[118] Die Ergebnisse waren statistisch signifikant und lassen darauf schließen, dass Honig und Gelée royale eine bessere, einfachere und billigere Methode sind, schwanger zu werden.

Gewichtsabnahme

Zu viel Körperfett vergrößert das Risiko für Gesundheitsstörungen wie Diabetes, Herzkrankheiten und bestimmte Krebsarten. Gewichtsabnahme kann jede Krankheit bessern oder verhindern, die durch Übergewicht verursacht oder verschlimmert wird. Wir bekommen Fettpolster, wenn wir mehr Kalorien zu uns nehmen, als wir verbrauchen. Der Körper speichert diese überschüssigen Kalorien als Fett. Sport und gesunde Ernährung mit vernünftiger Kalorienzufuhr helfen uns, das gespeicherte Fett zu verbrennen und abzunehmen. Stoffwechselvorgänge, die ablaufen, wenn sich mehr Fett im Körper ansammelt, können auch zu niedriggradigen chronischen Entzündungen führen.

Der hohe Süßstoffkonsum hat dazu beigetragen, dass es immer mehr Übergewichtige gibt. Honig ist anders. Er enthält zwar reichlich Fruktose und Glukose, doch er löst im Körper andere Reaktionen aus als seine Konkurrenten. Das wurde an gesunden, nicht übergewichtigen Frauen getestet. Forscher teilten sie in zwei Gruppen ein und verpflegten sie entweder mit einer Mahlzeit, die Honig enthielt, oder mit einer Mahlzeit, die Zucker enthielt. Bei den Frauen, die Honig aßen, nahm das Peptidhormon YY zu, das den Appetit zügelt. Außerdem wurde bei ihnen die Ghrelinreaktion später ausgelöst. Ghrelin ist ein Hormon, das dem Gehirn Hunger meldet und Heißhunger verstärkt.[119] Da Honig den Appetit verringert, nahmen diese Frauen weniger Kalorien zu sich und nahmen nicht zu. Das bestätigt eine Studie mit Ratten, die in zwei Gruppen eingeteilt wurden. Beide erhielten das gleiche Futter, abgesehen vom Gehalt an Kohlenhydraten. Eine Gruppe bekam Kleehonig, die andere die gleiche Menge Zucker. Nach 33 Tagen hatten die Tiere, die mit Honig gefüttert worden waren, 14,7 Prozent weniger Gewicht zugelegt als die der Zucker-Gruppe. Die Menge des Hormons Leptin hatte um fast 22 Prozent abgenommen. Das bedeutet, dass bei den mit Honig gefütterten Ratten auch die Fettmenge abgenommen hatte.[120]

Wenn Sie Honig anstelle anderer Süßungsmittel essen, nehmen der Appetit, die Kalorienzufuhr und das Körperfett ab und die Gewichtszunahme ist geringer.

Alkoholvergiftung

Alkohol schließt alle Arten von Ethanol ein und ist in Wein, Champagner, Bier, Wodka, Rum, Whisky, Gin, Tequila, Brandy, Cognac und Wermut enthalten. Er steigert die Wirkung von GABA, eines Neurotransmitters, der Signale an das Gehirn und an das Nervensystem sendet. Im Übermaß konsumiert, verlangsamt Alkohol diese Signale zu stark und verringert die körperliche und geistige Leistungsfähigkeit. Wie ausgeprägt diese Wirkung ist, hängt davon ab, wie gesund ein Mensch ist, wie oft und wie viel er trinkt, wie viel er wiegt, ob er Medikamente einnimmt und ob er etwas gegessen hat oder nicht.

20 Prozent des Alkohols gehen aus dem Magen unmittelbar ins Blut über, 80 Prozent gelangen in den Dünndarm und dann in die Leber, die ihn verstoffwechselt. Schon ein einziges alkoholisches Getränk kann zu einer Hautrötung und zu einer Enthemmung führen. Wird der Alkoholkonsum fortgesetzt, sind Sprechstörungen, der Verlust des Urteilsvermögens, emotionale Instabilität, Gedächtnisstörungen, Apathie und möglicherweise ein Koma die Folge. Auch der Tod kann eintreten, wenn der Blutdruck zu stark sinkt, die Atmung aufhört oder Erbrochenes die Atemwege blockiert. Es dauert einige Zeit, um wieder nüchtern zu werden. Kalte Duschen und Koffein haben eine zeitweilige Wirkung, aber sie können die Symptome der Alkoholvergiftung nicht beseitigen. Medikamente beschleunigen den Abbau des Alko-

hols im Körper nicht, aber nicht steroidale Entzündungshemmer lindern einen Kater.

Honigkonsum während des Trinkens kann die Wirkung des Alkohols auf das Nervensystem verringern, das meist einen Gang zurückschaltet. In einer Studie bekamen Mäuse eine Portion Honig und 30 Minuten später Ethanol. Danach war der Teil ihres Nervensystems, der innere Organe wie das Herz und den Magen sowie einige Muskeln steuert, aktiver als bei den Tieren, die keinen Honig bekommen hatten. Normalerweise verlangsamt der Alkohol diese Funktionen. Nach dem Alkoholkonsum verringerte der Honig den Ethanolgehalt des Blutes deutlich.[121]

Honig enthält Fruktose, einen Zucker, der dem Körper hilft, Alkohol in harmlose Abbauprodukte zu verstoffwechseln und die Folgen des Alkoholkonsums erheblich zu lindern. Das hat eine positive Wirkung auf das körperliche und seelische Wohlbefinden.

Bleivergiftung

Blei ist ein Schwermetall, das in der Erdrinde vorkommt und durch menschliches Verschulden auch in der Luft, im Wasser und sogar in manchen Wohnungen zu finden ist. Verarbeitungsprozesse, die Verbrennung fossiler Energieträger und die Verwendung bleihaltiger Produkte haben bewirkt, dass wir diesem Metall immer häufiger ausgesetzt sind. Blei kann durch diese Kontakte in den Körper gelangen und irreparable Schäden anrichten, vor allem bei Kindern. Symptome werden meist erst entdeckt, wenn der Blutspiegel schon ziemlich hoch ist. Ein Bluttest kann das Blei im Körper aufspüren, sodass wir Maßnahmen ergreifen können, bevor es zu spät ist.

Bei Kindern stört Blei das Gehirn und das Nervensystem und kann zu Entwicklungsverzögerungen, Lernschwierigkeiten, starker Müdigkeit, Reizbarkeit, Gewichtsabnahme und sogar zu epileptischen Anfällen führen. Kinder geraten vor allem dadurch in Kontakt mit Blei, dass sie bleihaltige Farbabsplitterungen essen, die man oft in älteren Häusern findet. Andere Quellen sind kontaminierte Nahrungsmittel und Getränke, bleihaltiges Geschirr oder der Verzehr von Erde. Auch Erwachsene sind gefährdet und leiden vielleicht an Kopfschmerzen, Gelenkbeschwerden, Muskelschmerzen, Gedächtnisstörungen und Bluthochdruck. Bei Männern kann die Zahl der Spermien reduziert sein und bei Schwangeren drohen Früh- oder Fehlgeburten.

Der erste Schritt im Kampf gegen Bleivergiftung ist das Entfernen der Quelle in der Umwelt. Man kann zum Beispiel alte, bleihaltige Farbe übermalen und bleihaltiges Geschirr gegen bleifreies austauschen. In schwereren Fällen ist eine Chelat-Therapie zweckmäßig. Dabei wird ein Medikament eingenommen oder injiziert, das sich an das Blei im Körper bindet, sodass es im Urin ausgeschieden wird.

Honig schützt Neuronen vor Bleivergiftung und hilft Menschen, die diesem Schwermetall ausgesetzt sind, Schäden im Gehirn und im Nervensystem zu reduzieren. Wahrscheinlich steigert er die antioxidativen Vorgänge, die Gewebe vor Schäden durch Oxidation schützen. Oxidation kann zu kognitivem Verfall und chronischer Entzündung führen. Bei männlichen Ratten, die dem Schwermetall ausgesetzt wurden, verschlechterte sich das Gedächtnis, die Angst nahm zu und die antioxidativen Prozesse ließen nach. Als die Tiere mit dem Blei auch Honig bekamen, verbesserten sich das Gedächtnis und die antioxidativen Prozesse, und die Angst nahm ab.[122] Blei kann den Blutdruck erhöhen, Honig kann ihn senken. Als man Ratten mit Bluthochdruck Honig zu fressen gab, sank der zu hohe systolische Blutdruck deutlich. Das ist die häufigste Form des Bluthochdrucks bei älteren Menschen.[123]

Wundheilung

Wir alle haben gelegentlich Hautwunden. Wir schneiden uns beim Zerkleinern einer Möhre in die Fingerkuppe oder wir rutschen auf einem Kiesweg aus und schürfen uns das Knie auf. Schnitt- und Schürfwunden reißen das Hautgewebe auf und lösen oft eine Blutung aus. Wenn die Wunde tief ist, stark blutet oder einen Fremdkörper enthält, ist eine ärztliche Behandlung erforderlich. Kleine Wunden können Sie selbst versorgen. Waschen Sie sich die Hände mit Seife und Wasser. Reinigen Sie die Wunde mit fließendem Wasser, danach noch einmal mit Seife und Wasser. Anschließend können Sie eine antiseptische Creme auftragen.

Manche Behandlungen sind unwirksam, teuer oder schwierig. Honig gehört nicht dazu. Er beschleunigt die Heilungszeit von Wunden, verringert Schwellungen, Schmerzen, üble Gerüche und Eiterbildung, entfernt Bakterien und beugt einer Entzündung vor. Honig ist sogar wirksamer als Standardmaßnahmen.

Hydrogel ist ein wirksames Mittel, das oft verwendet wird, um die Wundheilung zu beschleunigen. Bei oberflächlichen Wunden erzielen Hydrogel und Honig ähnliche Erfolge; allerdings ist Honig viel billiger.[124] Bei Patienten mit Druckgeschwüren ergab ein Test, dass Honig das Gewebe nach fünfwöchiger Anwendung viermal schneller heilt als die üblichen Verbände.[125] Bei Patienten mit Hauttransplantaten linderte Honig die Schmerzen und bewirkte eine ähnlich schnelle Heilung wie Hydrokolloid-Verbände.[126] Zudem verringerte er Gerüche und verbesserte die Heilung bösartiger Wunden ebenso gut wie silberbeschichtete Verbände.[127] Wöchentliche Verbände mit Manuka-Honig auf Beingeschwüren reduzierten innerhalb von vier Wochen die Größe der Wunden, die Schmerzen und den Wundgeruch.[128]

Honig ist ein wirksames, billiges und leicht verfügbares Mittel für die Behandlung alltäglicher Hautverletzungen. Bestreichen Sie die Wunde einfach mit einem hochwertigen Honig und bedecken Sie die Stelle mit einer Bandage oder mit einem anderen sterilen Verband.

Verbrennungen

Eine Verbrennung verletzt die Haut und manchmal auch das Unterhautgewebe. Mögliche Ursachen sind Sonnenstrahlen, Hitze, Chemikalien, elektrischer Strom und elektromagnetische Strahlen. Es gibt drei Arten von Verbrennungen. Eine Verbrennung ersten Grades schädigt die äußere Hautschicht und verursacht kleine Entzündungen, Rötung und Schmerzen. Eine Verbrennung zweiten Grades verletzt die oberste Hautschicht und das Gewebe darunter. Symptome sind Pusteln, Rötung und Schmerzen. Verbrennungen dritten Grades sind schwerer; sie sehen weiß und lederartig aus und schädigen auch die tiefste Hautschicht. Leichte Verbrennungen behandeln Sie, indem Sie die Wunde reinigen, eine antibiotische Salbe auftragen und ein Schmerzmittel einnehmen. Schwerere Verbrennungen sollte ein Arzt behandeln.

Bei Verbrennungen ersten und zweiten Grades können Sie einen Honigverband verwenden, um eine Entzündung zu verhindern oder zu lindern und die Heilung zu fördern. Das ist nachweislich wirksamer als der übliche antibiotische Wundverband. Silbersulfadiazin ist eine antibiotische Salbe, mit der man entzündete Brandwunden behandelt. Sie kann Schmerzen, Juckreiz, ein Brennen und Magenbeschwerden hervorrufen. Schwangere und stillende Mütter sollten sie nicht anwenden, weil sie möglicherweise dem ungeborenen Kind schadet. Honig ist dagegen unbedenklich und nachweislich wirksamer als Silbersulfadiazin.

Patienten, deren Verbrennungen zweiten Grades teils mit Honig, teils mit Silbersulfadiazin behandelt wurden, bestätigten, dass die Wunden, die mit Honigverbänden versorgt wurden, viel schneller heilten.[129] Bei sämtlichen Patienten bewirkte der Honig im Laufe von 21 Tagen ein zufriedenstellendes Gewebewachstum, während Silbersulfadiazin nur bei 84 Prozent der Patienten erfolgreich war. Zudem verhinderte der Honig Entzündungen und Infektionen zuverlässiger;[130] er linderte Schmerzen und reduzierte die Narbenbildung.[131]

Analfissuren

Eine Analfissur ist ein kleiner Riss im Gewebe rund um den After. Die häufigsten Ursachen sind starkes Pressen, um harten oder voluminösen Stuhl zu entleeren, chronische Verstopfung, anhaltender Durchfall, eine Entbindung und Analsex. Die Fissuren können schmerzhaft sein, vor allem während des Stuhlgangs und danach. Manchmal ist hellrotes Blut im Stuhl oder auf dem Toilettenpapier zu sehen und bisweilen brennt und juckt der Analbereich. Sichtbare Schrunden in der Haut oder kleine Knoten in der Nähe des Afters sind weitere Symptome. Wenn Fissuren Sie viele Wochen lang plagen, können auch Schwellungen und Narben vorhanden sein.

Wenn Sie mehr Ballaststoffe zu sich nehmen und genügend trinken, wird der Stuhl weicher und ist leichter auszuscheiden. Sport fördert regelmäßige Darmentleerungen ohne starkes Pressen. Schmerzlindernde Salben helfen vorübergehend. Analfissuren, die nicht heilen, müssen manchmal operiert werden, um Krämpfe und Schmerzen zu lindern.

Sie können Honig auch auf die Haut auftragen, um Schmerzen und Entzündungen zu lindern. Er kann Bakterien und Pilze daran hindern, sich auf der Haut anzusiedeln, wo sie Schmerzen und Komplikationen hervorrufen und die Heilungszeit verlängern. Im Rahmen einer Studie wurden Analfissuren von Patienten zweimal täglich mit einer Mischung aus Olivenöl, Bienenwachs und einem Esslöffel Honig behandelt. Die Wirkung wurde maximal vier Wochen lang jede Woche begutachtet. Die Schmerzen, die Blutungen und der Juckreiz nahmen deutlich ab und es gab keine Nebenwirkungen.[132]

Sie können Honig pur auf die Fissuren auftragen oder ihn mit Olivenöl oder mit Olivenöl und Bienenwachs zu gleichen Teilen mischen. Decken Sie diese Salbe mit einem Stück Verbandsmull ab, um die Kleider zu schützen und Abwischen zu verhindern.

Hämorrhoiden

Hämorrhoiden sind geschwollene Venen im Mastdarm und im After. Die Wände der Venen dehnen und wölben sich. Innere Hämorrhoiden befinden sich im Mastdarm und machen sich durch Blut im Stuhl bemerkbar. Weil diese Körperregion nur wenige Schmerzrezeptoren besitzt, bleiben Hämorrhoiden häufig unauffällig. Äußere Hämorrhoiden befinden sich im After, wo mehr schmerzempfindliche Nerven enden. Sie können daher recht unangenehm sein, vor allem während des Stuhlgangs. Sie entstehen, wenn der Druck im unteren Mastdarm so groß ist, dass er die Durchblutung behindert und eine Schwellung der Venen verursacht. Pressen während der Darmentleerung, eine Schwangerschaft oder Fettleibigkeit können zu Hämorrhoiden führen. Sie kommen sehr häufig vor und lösen Symptome wie Blutungen, Juckreiz, Schmerzen und Entzündungen aus. Cremes oder Zäpfchen, kalte Umschläge und Schmerztabletten lindern die Symptome.

Honig hemmt Entzündungen und lindert nachweislich die Venenschwellung sowie die Hautrötung, die Schmerzen und den Juckreiz. Mischen Sie Honig mit Olivenöl und Bienenwachs zu gleichen Teilen. In einer Studie bestrichen Patienten mit Hämorrhoiden ersten bis dritten Grades die betroffene Körperstelle maximal vier Wochen lang zweimal am Tag mit Honig. Die Blutungen gingen deutlich zurück und der Juckreiz nahm ab. Nebenwirkungen wurden nicht berichtet.[133] Bedecken Sie die aufgetragene Honigmischung mit einem Stück Verbandsmull, damit sie nicht abgewischt wird und die Kleider sauber bleiben.

Schluckauf

Schluckauf nennt man unwillkürliche, reflexhafte Kontraktionen des Zwerchfells, also des Muskels, der den Brustkorb vom Bauchraum trennt. Eine Viertelsekunde nach einer Kontraktion schnappen die Stimmbänder zu und geben den typischen Laut von sich, der wie ein »Hick« klingt. Ein einzelner Schluckauf oder eine Reihe von Schluckaufs können plötzlich auftreten und innerhalb weniger Minuten von selbst verschwinden. Aufregung, Stress, Lachen, Husten, Luftschlucken und einige Gesundheitsstörungen wie Reflux oder Diabetes können einen Schluckauf auslösen. Wenn dieser länger als zwei Tage anhält, kann ein Arzt Medikamente verordnen, die Muskeln entspannen, Krämpfe verhindern oder den Säurereflux lindern.

Schluckauf kann unglaublich lästig und störend sein. Viele glauben zu wissen, wie sie ihn loswerden, aber es besteht keine Einigkeit darüber, was tatsächlich hilft. Honig ist die Arznei, auf die viele schwören. Mischen Sie einen Teelöffel Honig mit zwei Esslöffeln warmem Wasser und rühren Sie um, bis der Honig schmilzt. Trinken Sie die Lösung schluckweise und lassen Sie die Flüssigkeit eine oder zwei Sekunden lang im Rachen wirken, ehe Sie sie schlucken.

Der Honig regt angeblich den Vagus an, der Teil des Reflexzentrums ist, das den Schluckauf reguliert. Signale an die Stimmbänder werden dann blockiert und die Stimmbänder arbeiten wieder normal.

Rehydrierung

Wenn der Körper Wasser benötigt, ist er dehydriert. Damit er seine Aufgaben optimal erfüllen kann, ist es wichtig, den Wasserverlust auszugleichen. Bei Kindern und älteren Erwachsenen ist die Gefahr einer Dehydrierung am größten. Zu den Hauptursachen des Wassermangels gehören Durchfall und Erbrechen. Andere Ursachen sind zum Beispiel Diuretika (die Urin aus dem Körper schwemmen) und Krankheiten, die dazu führen, dass der Organismus mehr Wasser verliert, als er zu sich nimmt. Durch Schwitzen bei starker körperlicher Anstrengung und bei heißem Wetter können wir enorme Wassermengen und mit ihnen auch Metaboliten verlieren. Erwachsene fühlen sich dann schwindlig, müde, verwirrt und extrem durstig, und sie urinieren seltener. Bei dehydrierten Menschen ist der Urin oft dunkelgelb. Dehydrierung bei Kindern ist etwas schwerer festzustellen. Achten Sie auf Mundtrockenheit, Tränenmangel, Windeln, die seit drei Stunden trocken sind, sowie Lustlosigkeit oder Reizbarkeit. Es ist wichtig, den Wassermangel so schnell wie möglich auszugleichen, um schweren Folgen vorzubeugen, unter anderem Nierenstörungen, Absinken des Blutvolumens und Krampfanfälle.

Viele Menschen rehydrieren mit reinem Wasser oder Sportdrinks. Nach einer normalen sportlichen Betätigung ist Wasser wahrscheinlich ausreichend. Ansonsten helfen Getränke mit Nährstoffen und Elektrolyten dem Körper, das Wasser schneller zu resorbieren. Das ist bei einer mäßigen Dehydration vorteilhaft. Honig enthält Zucker und eine kleine Menge Elektrolyte. Wenn Sie Elektrolyte ins Wasser mischen, werden die dringend benötigte Flüssigkeit und wichtige Nährstoffe rasch resorbiert. Im Rahmen einer Studie verringerte sich die Genesungszeit von Kindern mit Darmgrippe, wenn sie eine rehydrierende Lösung tranken, die Honig enthielt, und der Wasserhaushalt normalisierte sich schneller als bei Kindern, deren Rehydrationslösung kein Honig zugesetzt worden war.[134] Bei hart trainierenden Sportlern verbesserte ein Getränk mit Honig den Glukosestoffwechsel und die Leistung, wenn die Athleten nach zwei Stunden Pause weitertrainierten.[135]

Wasser mit Honig ist eine einfache Methode, den Körper zu rehydrieren und sich schneller zu erholen.

3

Retten Sie Haut und Haar

Akne

Akne ist eine Hautkrankheit, die zu Pickeln, Eiterpickeln, Mitessern, Zysten, Knötchen und Papeln führt. Sie tritt oft im Gesicht auf, aber auch am Hals, auf der Brust, auf dem Rücken, an den Oberarmen und Schultern sowie am Gesäß. Akne ist die häufigste Hautkrankheit in unserem Land. Ihre Ursache sind abgestorbene Hautzellen, die durch Talg im Inneren der Poren zusammengeklebt werden. Manchmal dringen Hautbakterien in die verstopften Poren ein. Diese sind ein perfekter Nährboden, auf dem die Keime sich rasch vermehren und die Haut entzünden. Wenn die Akne tiefer in die Haut eindringt, bildet sich ein schmerzhaftes hartes Knötchen oder eine mit Eiter gefüllte Zyste.

Akne tritt meist bei Teenagern und jungen Erwachsenen auf, aber sie kann alle Menschen plagen, sogar Babys. Narben und dunkle Flecke auf der Haut können die Folge sein. Leichte Akne kann man mit rezeptfreien Arzneimitteln behandeln, die Benzoylperoxid oder Salicylsäure enthalten. Es dauert dann vier bis acht Tage, bis die Haut wieder rein ist. Schwerere Fälle sollte ein Hautarzt behandeln. Er kann verschreibungspflichtige Salben, Antibiotika oder Therapien wie Laserstrahlen, Lichttherapie oder Chemikalien verordnen.

Die beiden Arten von Hautbakterien, die am häufigsten Akne verursachen, sind *Cutibacteriumm acnes* und *Staphylococcus epidermidis*. Eine Mischung aus Honig und einem Extrakt aus Zimtrinde hat sich als wirksam gegen beide Keime erwiesen. Kombinierte man Honig und Zimt, so war die Mischung stärker wirksam als Honig oder Zimt allein und reduzierte die Keimzahl erheblich.[136] Zudem ist Honig entzündungshemmend und hilft, Schwellungen, Rötung und Schmerzen bei Akne zu lindern.

Honig-Zimt-Maske

- 1 EL Rohhonig
- 1 TL gemahlener Zimt

1. Die beiden Zutaten mischen.
2. Ein wenig von der Lösung auf das saubere, trockene Gesicht auftragen.
3. Die Honiglösung 20 Minuten einwirken lassen, dann mit milder Seife abwaschen.
4. Diese Prozedur jeden Tag mit frischen Zutaten wiederholen. Innerhalb einiger Wochen sollte sich der Hautzustand allmählich bessern und die Akne verschwinden.

Alterung

Im Laufe des Älterwerdens macht der Körper viele Veränderungen durch. Arterien versteifen, die Knochendichte nimmt ab, das Gedächtnis lässt nach, die Haut wird dünner und Falten tauchen auf. Wie schnell das alles eintritt, ist von Mensch zu Mensch unterschiedlich. Die Gene und Krankheiten bestimmen mit, wann und wie wir altern, aber unsere Ernährungs- und Lebensweise hat beträchtlichen Einfluss darauf. Es gibt viele Alterungstheorien, aber die Theorie der freien Radikale gewinnt an Zustimmung. Man glaubt, freie Radikale seien schuld an den Schäden, die der Alterungsprozess in den Zellen und Geweben anrichtet. Freie Radikale sind instabile Moleküle auf der Suche nach einem Elektron. Sie greifen das nächste stabile Molekül an und rauben ihm eines seiner Elektronen. Dadurch wird dieses Molekül ebenfalls zu einem freien Radikal. So beginnt eine Kettenreaktion, bei der immer mehr freie Radikale entstehen, bis die Zelle zerstört wird.

Um diese freien Radikale zu entschärfen, brauchen wir Antioxidantien. Honig enthält Antioxidantien, unter anderem Chrysin. Wenn man Chrysin in eine Kultur menschlicher Zellen mischt, die mit UV-Licht bestrahlt wird, entstehen weniger reaktive Sauerstoffspezies, die ebenfalls freie Radikale sind, und weniger Zellen sterben ab. Chrysin wirkt zudem entzündungshemmend und verringert die Bildung entzündungsfördernder Verbindungen, die unter dem Einfluss von UV-A- und UV-B-Licht entstehen.[137] Tualang-Honig hat eine ähnliche Wirkung. Als Forscher Mäusezellen mit diesem Honig behandelten und dann mit UV-B-Licht bestrahlten, konnten sie damit DNA-Schäden verhindern.[138]

Selbst im Inneren des Körpers erzeugen die Antioxidantien im Honig eine stabilere Umgebung, weil sie einen Teil der freien Radikalen entschärfen und Schäden in den Zellen, Geweben und Organen begrenzen oder hemmen.

Rissige Fersen

Die Haut an den Fersen kann trocken und rissig werden. Manchmal wird das Gewebe rund um den Fersenrand dick und schwielig. Auch in den dicken Schwielen können sich Risse bilden, vor allem wenn zu viel Druck auf die Fettpolster unter den Fersen ausgeübt und nicht von Schuhen abgefedert wird. Langes Stehen und schlechtes Schuhwerk vergrößern den Druck auf die Fersen und zwingen sie, sich seitwärts auszudehnen. Wenn die Haut trocken ist, führt der erhöhte Druck dazu, dass sie aufbricht. Manche Krankheiten können die Haut ebenfalls austrocknen. Meist sind rissige Fersen nur lästig, aber wenn die Risse tief sind, verursachen sie Schmerzen und sehen zudem unschön aus.

Es ist wichtig, gute Schuhe zu tragen, die den Fuß stützen und den Druck auf die Fersen verringern. Empfehlenswert sind Schuhe mit dicken Sohlen und geschlossenem Rücken. Um die Fersen zu reparieren, reiben Sie zunächst die Schwielen nach einem Fußbad mit Nagelfeile, Schmirgelpapier oder einem Bimsstein ab, damit sie dünner werden. Manche Risse heilen nicht, wenn diese unnütze, harte Haut nicht entfernt wird. Weichen Sie die Füße dann erneut in einem warmen Fußbad ein. Danach tragen Sie eine Honiglösung auf die Fersen auf. Honig sorgt dafür, dass die Feuchtigkeit aus dem Fußbad im Fuß bleibt, sodass das Gewebe zu heilen beginnen kann. Außerdem wirkt Honig antibakteriell und schützt vor Krankheitserregern, die versuchen, durch die Hautrisse in den Körper einzudringen. (Ein Rezept, um rissiger Haut an den Fersen entgegenzuwirken, finden Sie auf der nächsten Seite.)

Honig gegen rissige Fersen

- 1 EL Rohhonig
- 1 TL Zitronensaft
- ½ TL Milch

1. Die Zutaten mischen und die Paste auf die Fersen auftragen.
2. 30 Minuten einwirken lassen.
3. Abwaschen und trocken tupfen. Diese Prozedur täglich wiederholen.

Trockene Lippen

Trockene, rissige Lippen können gerötet sein und jucken. Die Haut an den Lippen ist sehr dünn und schützt das darunter liegende Gewebe nur wenig. Sie enthält keine Talgdrüsen, die befeuchtendes Fett produzieren könnten, sodass die Lippen viel mehr Feuchtigkeit verlieren als jeder andere Teil des Körpers. Weitere Faktoren, die den Lippen zusetzen, sind die Umweltbedingungen, das Ablecken der Lippen, Sonnenschäden, Vitaminmangel, Medikamente und Infektionen. Es überrascht daher nicht, dass rissige Lippen so häufig vorkommen. Der erste Schritt zu glatten, weichen Lippen ist eine behutsame Reinigung mit einem Lippen-peeling. Sie können es zu Hause mit Honig, weißem Zucker, Jojobaöl und ätherischem Pfefferminzöl selbst herstellen. Bewahren Sie diese Mischung im Bad auf und verwenden Sie sie täglich oder wann immer die Lippen rissig sind. Achten Sie auch darauf, dass die Lippen den ganzen Tag lang feucht und gut hydriert sind. Honig hält Feuchtigkeit im Gewebe fest und bildet eine Schutzschicht, die es trockenen und rissigen Lippen ermöglicht zu heilen. Sie können einen Lippenbalsam zu Hause aus Honig, Kokosöl und Olivenöl herstellen.

Wenn Sie das Peeling und den Balsam häufig anwenden, heilen trockene Lippen rasch und die Lippen werden kräftiger und elastischer.

Honigpeeling für zarte Lippen

- 2 TL weißer Zucker
- 1 TL Honig
- ½ TL Jojobaöl
- 1 Tropfen ätherisches Pfefferminzöl

1. Alle Zutaten in einem kleinen Glasgefäß mischen und im Bad aufbewahren. Der Balsam hält sich dort einen Monat lang.
2. Täglich anwenden oder jedes Mal, wenn die Lippen rissig sind.

Honigbalsam für weiche Lippen

- 2 TL Kokosöl
- 1 TL Honig
- 1 TL Olivenöl

1. Alle Zutaten gründlich mischen. Das ist leichter, wenn Sie die Zutaten auf dem Herd behutsam wärmen.
2. Den Balsam in einem kleinen Glasgefäß aufbewahren. Jeden Abend auftragen und so lange auf den Lippen lassen wie gewünscht.

Feuchtigkeitspflege

Gesunde, glänzende Haut, die genügend Feuchtigkeit enthält, sieht jünger aus. Auf einer dehydrierten Haut sammeln sich abgestorbene Zellen an, anstatt abzuschuppen. Die Haut sieht dann trocken und rau aus; sie spannt, verliert ihre Elastizität und wird womöglich rissig. Feine Linien und Fältchen sind dann auffälliger. Feuchtigkeitsverlust kann die Folge einer Schädigung durch Sonnenstrahlen, heiße Duschen, Wind, Diuretika (Kaffee, Alkohol oder Tee), Verzicht auf Feuchtigkeitscremes oder unsanfter Hautpflegeprodukte sein. Die Schäden verschlimmern sich mit dem Alter, weil die Talgdrüsen allmählich inaktiv werden und die Haut immer weniger Feuchtigkeit speichern kann.

Wenn Sie die oberen Schichten rehydrieren und die Feuchtigkeit darin einschließen, sieht die Haut nicht nur besser aus, sondern sie fühlt sich auch weniger trocken und geschmeidiger an. Honig unterstützt das Einziehen des Wassers in die Haut und hält es darin fest. Die Haut sieht dann prall und jugendlich aus anstatt trocken, schuppig oder faltig. Der Feuchtigkeitsspender eignet sich für jeden Hauttyp, auch für empfindliche Haut. Rohhonig enthält zudem Alpha-Hydroxysäuren, die abgestorbene Hautzellen lockern und ablösen, sodass neue Hautzellen an die Oberfläche steigen und Feuchtigkeit besser resorbieren können. Diese Säuren regen zudem die Kollagenbildung an und glätten feine Linien und Falten ein wenig. Waschen Sie unbedingt das Gesicht, bevor Sie einen Feuchtigkeitsspender anwenden, damit Sie keinen Schmutz und keine Abfallprodukte in der Haut versiegeln. Andernfalls drohen verstopfte Poren.

Rinse-off-Moisturizer mit Honig

- 1 TL Honig
- ¼ TL Jojobaöl
- 5 Tropfen Limonensaft

1. Die drei Zutaten mischen.
2. Auf die saubere, trockene Haut auftragen.
3. Etwa 10 Minuten einwirken lassen, dann mit einem warmen, feuchten Lappen behutsam abwischen. Sie können den Honig-Moisturizer am ganzen Körper anwenden, um eine weiche, glatte Haut zu erhalten.

Fingernägel

Nägel können brüchig und trocken werden, wenn ihnen Feuchtigkeit fehlt, und sie können weich und brüchig werden, wenn sie zu viel Feuchtigkeit enthalten. Manchmal sind Krankheiten oder falsche Ernährung schuld, häufiger jedoch äußere Einflüsse. Das gilt erst recht, wenn die Zehennägel stark und die Fingernägel schwach sind. Das ständige Befeuchten und Trocknen der Nägel durch das viele Händewaschen, Geschirrspülen, Duschen und Putzen, ganz zu schweigen von Waschmitteln, scharfen Reinigungsmitteln und Nagellackentfernern – das alles zehrt an der Gesundheit der Nägel und kann irreversiblen Schaden anrichten. Oft müssen die geschädigten Nägel herauswachsen und man muss darauf achten, dass die neuen Nägel gesund bleiben. Tragen Sie bei der Hausarbeit Handschuhe, befeuchten Sie die Nagelhäute, gönnen Sie den Nägeln ein Ölbad und schneiden oder feilen Sie sie regelmäßig.

Honig ist ein vorzüglicher Feuchtigkeitsspender, der die Nagelhäute weich macht, sodass man sie nach unten schieben und die abgestorbene Haut entfernen kann. Honig eignet sich auch dafür, Niednägel loszuwerden. Die Feuchtigkeit, die der Honig in der Haut festhält, macht sie geschmeidig und sorgt dafür, dass der Niednagel leicht entfernt werden kann, ohne die umgebende Haut zu beschädigen. Wenn Sie die Nägel einmal am Tag mit Honig befeuchten, können sie Feuchtigkeit und Talg festhalten, die der Körper produziert. Nägel können zwar Wasser aus der Umgebung absorbieren; aber es geht meist schnell verloren. Öle sind beständiger und wirksamer als Wasser. Versuchen Sie also, Honig mit einem Öl zu mischen. Der Honig bildet eine natürliche Barriere gegen Feuchtigkeitsverlust und hält das beigefügte Öl länger in der natürlichen Nagelhaut fest.

Honig-Nagellotion

- 1 TL Honig
- 1 TL Jojoba- oder Kokosöl

1. Die beiden Zutaten vermengen und die Lotion großzügig auf dem Nagelbett und der Nagelhaut verteilen.
2. Die Mischung etwa 15 Minuten einwirken lassen.
3. Mit warmem Wasser abwaschen und danach eine Feuchtigkeitspflege auftragen.

Gesichtsreiniger

Regelmäßige Reinigung ist notwendig, damit die Haut strahlend, feucht und makellos bleibt. Gesichtsreiniger gibt es als Gel, Creme, Lotion, Schaum, Puder, Heilerde und Seife.

Von allen wird behauptet, dass sie verstopfte Poren befreien, Toxine und Talg entfernen, Bakterien abtöten, die Haut befeuchten oder peelen, Haare entfernen, Alterserscheinungen lindern oder Make-up entfernen. Allen gemeinsam ist die Fähigkeit, die Haut von Schmutz und Talg zu befreien, wenn auch in unterschiedlichem Maße. Die meisten Gesichtsreiniger auf dem Markt enthalten zahlreiche unbekannte Zutaten. Manche nützen der Haut, andere nützen ihr nicht. Eher schädlich sind synthetische Duftstoffe, Tenside, Konservierungsstoffe und Alkohol. Sie können die Haut reizen, Poren verstopfen, die Haut austrocknen oder sogar die normalen Körperfunktionen stören.

Um das zu vermeiden, verwenden viele Frauen natürliche Produkte. Honig wird meist benutzt, um die Haut von Schmutz, Talg und Unreinheiten zu befreien und feucht zu halten. Er enthält antibakterielle Verbindungen, die Akne verursachende Bakterien effektiv bekämpfen,[139] und er reduziert sogar Rosazeasymptome.[140] Außerdem enthält er Antioxidantien, die vor UV-Schäden schützen,[141] und entzündungshemmende Substanzen, die von Akne oder anderen Hautkrankheiten hervorgerufene Schwellungen lindern.

Entfernen Sie unbedingt jedes Make-up, bevor Sie Honig als Gesichtsreiniger verwenden. Die Gesichtshaut muss feucht sein. Tragen Sie dann einen Viertelteelöffel Rohhonig auf und verteilen Sie ihn mit kreisförmigen Bewegungen übers ganze Gesicht. Es kann sein, dass Sie mehr Wasser brauchen, je nach der Konsistenz des Honigs. Lassen Sie den Honig etwa zehn Minuten einwirken und spülen Sie ihn dann mit warmem Wasser ab. Nun sollte sich das Gesicht sauber, prall, feucht und weich anfühlen.

Rasiercreme

Rasiercreme muss keine Creme sein; es gibt auch Rasiergele und Rasierschaum. Männer verwenden sie oft, wenn sie sich rasieren, aber auch Frauen können sich damit die Haare an den Beinen, in den Achselhöhlen oder an anderen Körperstellen entfernen. Eine Rasur allein mit Wasser und einem Rasiermesser kann die Haut beschädigen. Die Folge können Schnittwunden oder ein juckender Ausschlag mit Schwellungen sein. Um das zu verhindern, verwendet man Rasiercreme (oder Gel oder Schaum), damit die Haut und die Haare gut befeuchtet bleiben. Geschmeidige Haut bewegt sich mit dem Rasiermesser. Weiche Haare lassen sich mit wenig Kraftaufwand schneiden, sodass das Risiko für Schnittwunden sinkt. Die Rasiercreme bildet eine Schutzschicht, die die Reibung verringert, sodass das Messer mühelos über die Haut gleitet. Einige Inhaltsstoffe haben auch den Zweck, die Haut zu beruhigen und zu erfrischen.

Viele Rasiercremes enthalten synthetische Farb- und Duftstoffe, Propylenglykol, um die Haut feucht zu halten, Triethanolamin, damit Öle und Wasser emulgiert bleiben, Natriumlaurylsulfat, um Schaum zu erzeugen, und Mineralöl, um Feuchtigkeit zu speichern. Diese Verbindungen können die Haut und die Lungen reizen und die Poren verstopfen. Probieren Sie Honig anstatt der im Handel erhältlichen Produkte. Sie können ihn pur verwenden oder mit einer kleinen Menge Wasser, damit er weniger zäh ist. Verteilen Sie ihn auf der Haut und rasieren Sie ihn ab. Man kann ihn auch mit anderen Zutaten mischen und an jedem Körperteil anwenden. Honig zieht Wasser in die Haut und hält es darin fest. Dadurch wird die Haut elastisch und das Haar geschmeidig.

Das Rasieren wird zu einer sanften und angenehmen Prozedur. Danach fühlt sich die Haut weich an.

Honig-Rasiercreme

- 1 EL Honig
- 1 TL Mandelöl
- 1 TL Aloe-vera-Gel

1. Die drei Zutaten mischen, bis eine gleichmäßige Masse entsteht, und auf der Haut verteilen.
2. Dann dieOniglösung samt den Haaren mit einem Rasiermesser entfernen.

Haarspliss

Die äußere Schicht des Haarschafts heißt *Kutikula* oder Schuppenschicht. Sie ist sehr stark und besteht aus Keratinschichten, die einander überlappen. Die Kutikula schützt die inneren Schichten und gibt dem Haar seine Flexibilität und sein Volumen. Äußere Einflüsse wie Chemikalien, UV-Strahlen, Chlor, Hitze und körperlicher Stress oder auch häufiges kräftiges Bürsten oder Haarverlängerungen können die Kutikula so stark beschädigen, dass sie den Haarschaft nicht mehr zusammenhalten kann und sich spaltet. Das Haar sieht dann trocken, brüchig, wuschelig und ungesund aus.

Es gibt nur eine Methode, Haarspliss loszuwerden: Schneiden Sie die geschädigten Haare ab. Noch besser ist es, dem Haarspliss vorzubeugen. Mischen Sie Honig mit Kokosöl, um eine feuchtigkeitsspendende Maske herzustellen. Sie zieht Wasser in den Haarschaft, hält es dort fest und versiegelt die Kutikula. So bleibt die Feuchtigkeit lange im Haar und schützt es vor Austrocknung, die Schäden verursacht.

Haarspliss-Reparatur

- 2 EL Honig
- 2 EL Kokosöl

1. Beide Zutaten in einer Schüssel mischen.
2. Die Lösung in die letzten acht Zentimeter der Haare einmassieren. Wenn Sie stufiges Haar haben, brauchen Sie vielleicht mehr, um alle Haarspitzen zu bedecken.
3. Nun das Haar oben locker zusammenbinden und 15 Minuten in ein warmes Handtuch hüllen.
4. Mit warmem Wasser ausspülen. Das Haar sollte jetzt glatt, glänzend und gut hydriert aussehen.

Haarspülung

Ein Mensch hat ungefähr 100 000 bis 150 000 Haare auf dem Kopf. Es gibt also viel zu pflegen. Jedes Haar besteht aus drei Schichten. Die äußere Schicht, Kutikula oder Schuppenschicht genannt, schützt die beiden darunter liegenden Schichten. Wenn das Haar gesund ist, überlappen sich die Schuppen der Kutikula eng; ist das Haar jedoch geschädigt, lockern sich die Schuppen der Kutikula und entblößen die darunter liegenden Schichten, die dann nicht mehr vor UV-Strahlen, Hitze, Umweltschmutz, Chlor und den Chemikalien in Kosmetika geschützt werden können. Als Folge sieht das Haar dann trocken und stumpf aus, wird spröde und bricht leicht.

Eine Pflegespülung versiegelt die Kutikula, indem sie die Schuppen glättet, sodass das Haar weich, glatt und gesund aussieht. Zudem lindert sie die Belastung durch das Abtrocknen mit dem Handtuch und durch das Bürsten und hilft, die Haare zu entwirren. Beginnen Sie mit der Spülung etwa 5 bis 15 Zentimeter von der Kopfhaut entfernt und arbeiten Sie sich bis zu den Enden der Haare nach oben. Je älter das Haar ist, desto mehr ist es wahrscheinlich geschädigt. Die meisten Pflegespülungen werden nach dem Waschen mit Shampoo angewandt, andere sind eher eine Haarkur für die Tiefenpflege und wirken am besten, wenn man sie nur ein- oder zweimal in der Woche benutzt.

Honig zieht Feuchtigkeit in die Kutikula und schließt sie dort ein. Zudem schützt er sie vor Schäden durch UV-Strahlen und Umweltgiften. Sie können den Honig im Verhältnis eins zu zwei gründlich mit Apfelessig oder zu gleichen Teilen mit Kokosöl mischen. Wärmen Sie die Lösung behutsam, wenn nötig. Tragen Sie eine ausreichende Menge auf das Haar auf, sodass es leicht damit überzogen ist, und lassen Sie die Lösung fünf Minuten einwirken. Das können Sie in der Dusche nach dem Waschen mit Shampoo erledigen. Spülen Sie die Haare dann mit warmem Wasser aus. Sie können die Honigspülung mehrere Male in der Woche anwenden, um glattes, glänzendes Haar zu bekommen.

Schuppen

Als Schuppen bezeichnen wir eine chronische Störung, deren Kennzeichen abschilfernde Hautzellen auf der Kopfhaut sind. Im Haar und auf den Schultern sehen sie aus wie fettige weiße Hautflocken. Sie sind nicht gefährlich, aber manchen Menschen sind sie peinlich. Schuppen sind meist im Herbst und im Winter schlimmer, weil die Kopfhaut dann der trockeneren, kühleren Luft im Freien ausgesetzt ist. In der Wohnung wird die Luft durch die Heizung ebenfalls trocken und entzieht der Haut Feuchtigkeit. Auch wenn Sie sich zu selten den Kopf waschen, können sich Schuppen bilden, weil abgestorbene Hautzellen sich mit Talg vermischen und irgendwann als Schuppen abfallen.

Hefepilze auf der Kopfhaut können die Haut reizen und eine Überproduktion von Hautzellen auslösen, die dann als Schuppen abschilfern. Trockene Haut führt zu kleineren, trockeneren Schuppen. Eine der häufigsten Ursachen für Schuppen ist jedoch die seborrhoische Dermatitis. Bei dieser Erkrankung ist fettige Haut mit weißen oder gelben Schuppen bedeckt. Leichte Fälle lassen sich mit täglicher Reinigung beheben. Dabei werden Talg und abgestorbene Zellen entfernt. Manche Fälle sind schwieriger und erfordern medizinische Shampoos. Einige dieser Shampoos enthalten Substanzen, die Bakterien und Pilze vernichten, andere verlangsamen das Absterben der Hautzellen und verhindern, dass sie sich ansammeln und abschuppen.

Tragen Sie eine Honig-Wasser-Lösung direkt auf die Haut auf, damit sie Feuchtigkeit speichert und nicht austrocknet. Diese Lösung lindert auch seborrhoische Dermatitis und verbessert den Zustand der Kopfhaut, sodass sie weniger abschuppt. Als Patienten, die an seborrhoischer Dermatitis und Schuppen litten, in einer Studie die Kopfhaut mit Honigwasser einrieben, ließen der Juckreiz und das Abschuppen innerhalb einer Woche deutlich nach und Hautwunden heilten innerhalb von zwei Wochen ab. Die Honigtherapie dauerte insgesamt sechs Monate und wurde wöchentlich angewandt. Während dieser Zeit wurden bei den Patienten keine Rückfälle beobachtet.[142]

Diese einfache Behandlung mit Honigwasser bekämpft Schuppen sehr effektiv. Sie ist billig und so einfach, dass man sie zu Hause anwenden kann.

Sonnenbrand

Wenn Sie zu lange ohne Schutz in der Sonne sitzen, ist ein Sonnenbrand die Folge. Die UV-Strahlen der Sonne dringen in die Haut ein und steigern die Produktion des Pigments Melanin, das die Haut vor den schädlichen Wirkungen der Sonnenstrahlen schützt. Aber wenn Sie zu lange sonnenbaden oder die Strahlung zu intensiv ist, kann das Melatonin die Haut nicht mehr ausreichend schützen und sie verbrennt. Die Haut wird rot, schmerzt und ist geschwollen. Sie fühlt sich heiß an und vielleicht bilden sich nässende Bläschen.

UV-Lampen können die Haut ebenso verbrennen wie die Sonne. Sogar Sonnenstrahlen, die von Wasser, Sand, Eis und Schnee reflektiert werden, können zu Sonnenbrand führen. Überraschenderweise dringen 80 Prozent der UV-Strahlen durch Wolken durch; darum müssen Sie auch an trüben Tagen im Freien vorsichtig sein. Sonnenbrand beginnt innerhalb von wenigen Tagen von selbst zu heilen. Ärzte verordnen oft Schmerzmittel und gegen den Juckreiz Kortikosteroide.

Nur die Zeit kann einen Sonnenbrand heilen, aber Sie können die Symptome mit Honig lindern. Er wird seit Jahrhunderten als Salbe bei Brandwunden verwendet. Honig beschleunigt die Heilung, indem er das Gewebewachstum und die Entwicklung neuer Blutgefäße anregt. Er lindert Schmerzen, Jucken, Rötung und Schwellungen der beschädigten Haut. Eine dicke Schicht Honig, auf der verbrannten Haut verteilt, kann verhindern, dass schmerzhafte Bläschen aufbrechen und das verletzte und empfindliche darunter liegende Gewebe entblößt wird. Honig entzieht den Bläschen Wasser, sodass nur verdickte Haut übrig bleibt, das die tiefer liegende Hautschicht schützt und Bakterien am Eindringen hindert. Wenn die Haut sich zu schälen beginnt oder rissig wird, kann sie Krankheitserreger nicht mehr abwehren. Honig enthält antibakterielle Verbindungen, die Keime sehr effektiv vernichten.

Um die besten Ergebnisse zu erzielen, wenn Sie einen Sonnenbrand behandeln, sollten Sie hochwertigen Honig verwenden, der reich an antimikrobiellen Substanzen ist. Der verarbeitete und ultrafein gefilterte Honig, den Sie im Handel bekommen, ist weniger wirksam.

4
Drinnen und draußen

Früchte konservieren

Das Konservieren von Früchten begann vor ein paar Hundert Jahren, um Obst lange haltbar zu machen. Anfangs wurden dafür Gläser verwendet, die man mit Wachs verschloss, in Leinen wickelte und dann kochte. Unzerbrechliche Zinndosen ersetzten später in vielen Gegenden die Gläser, auch in den USA, die damals auch begannen, ungesüßte Kondensmilch zu produzieren. Es war klar, dass Hitze notwendig war, um Nahrungsmittel zu konservieren, doch anfangs wusste man nicht, warum. Heute wissen wir, dass Bakterien, Schimmelpilze und Hefepilze, die in der Luft, im Wasser und im Boden leben, Nahrungsmittel verderben können. Wenn man die Nahrung erhitzt, werden diese Organismen abgetötet. Außerdem werden Enzyme inaktiviert, die Nahrungsmittel zerlegen und ihre Qualität verringern.

Obst wird zu Hause besonders oft konserviert. Da Früchte viel Säure enthalten, lassen sie sich leicht in einem Einmachgerät einkochen. Sie können Einkochautomaten im Internet kaufen, aber große Töpfe aus Metall sind ebenfalls geeignet, wenn sie hoch genug sind, um die Dosen oder Flaschen mindestens zweieinhalb Zentimeter hoch mit Wasser zu bedecken. Am besten verwenden sie Gläser, die fürs Einmachen zu Hause bestimmt sind, weil andere Gläser nicht immer robust genug sind und während des Einkochens zerbrechen können. Für das Einmachen ist fast jedes Obst geeignet. Suchen Sie frisch gepflückte, feste Früchte aus, um die besten Ergebnisse zu erzielen.

In Honigsirup konservierte Pfirsiche

- 12 reife Pfirsiche
- 2 l gefiltertes Wasser
- 9 EL Honig
- 8 Halblitereinmachgläser

1. Die Pfirsiche 1 Minute in kochendes Wasser legen. Dann herausholen und schälen. Wenn die Haut sich schlecht löst, die Früchte erneut 1 Minute in kochendes Wasser legen oder in eiskaltem Wasser blanchieren.
2. Die Pfirsiche in vier Stücke schneiden und den Kern entfernen.
3. Die Gläser umgedreht in das Einmachgerät stellen, um sie im kochenden Wasser zu sterilisieren. Im Wasser lassen, bis sie gebrauchsfertig sind, damit sie heiß bleiben. Die Deckel und Gummiringe ebenfalls sterilisieren.
4. Das gefilterte Wasser zum Kochen bringen und den Honig hineingießen. Umrühren, bis der Honig geschmolzen ist. Die Flüssigkeit köcheln lassen.
5. Die Gläser aus dem Gerät holen und mit den Pfirsichen füllen, aber nur bis etwa zweieinhalb Zentimeter unterhalb des Deckels.
6. Den Honigsirup über die Pfirsiche gießen, bis sie knapp bedeckt sind.

7. Luftbläschen entfernen.
8. Den Deckel auf das Glas legen und mit dem Gummiring verschließen.
9. Die Gläser wieder in das Einmachgerät stellen. Das kochende Wasser muss mindestens zweieinhalb Zentimeter über die Gläser hinaus reichen.
10. Die Gläser nach 25 Minuten herausholen und zum Abkühlen beiseitestellen.

Braunwerden von Obst

Äpfel für das Mittagessen in der Schule oder Obtsplatten für eine Party müssen oft Stunden im Voraus vorbereitet werden. Wenn die Früchte dann verspeist werden, sind ihre Schnittflächen unansehnlich braun. Es ist zwar völlig unbedenklich, sie zu essen, aber ihr Aussehen ist wenig verlockend und es bleiben oft viele Früchte übrig, die niemand essen wollte.

Wenn Sie Früchte schälen oder in Scheiben schneiden, werden die Zellen entlang der Schneidefläche aufgerissen. Dabei wird ein Enzym namens Polyphenoloxidase freigesetzt. Wenn dieses Enzym mit dem Sauerstoff in der Luft in Kontakt kommt, wird eine Reaktion in Gang gebracht, bei der die Polyphenoloxidase die Phenole in der Pflanze in Melanin umwandelt, ein dunkles Pigment, das Fruchtfleisch braun färbt.

Um das zu verhindern, legen Sie die Frucht, etwa eine Birne oder Banane, die Sie in Scheiben geschnitten haben, 30 Sekunden in Honigwasser ein. Honig enthält eine Peptidverbindung, die die enzymatische Reaktion zwischen der Polyphenoloxidase und dem Sauerstoff verhindert. Die durch diese Reaktion entstehende Bräunung tritt dann nicht ein und Sie haben eine wundervolle Frucht, die stundenlang hell bleibt und frisch aussieht.

Honigbad für Früchte

- 240 ml Wasser
- 2 EL Honig

1. Wasser und Honig behutsam erhitzen, sodass der Honig sich vollständig auflöst.
2. Das Wasser auf Zimmertemperatur abkühlen lassen.
3. Die geschnittene Frucht 30 Sekunden in das Honigwasser tauchen, dann herausnehmen.

Feuchtgebäck

Kuchen, Kekse, Brot und Gebäck können süß oder pikant sein. Man kann sie zu jeder Mahlzeit und zu jeder Tageszeit genießen. Diese Nahrungsmittel führen Alt und Jung in Versuchung und wir alle sind uns wohl darüber einig, dass sie am besten schmecken, wenn sie feucht und aromatisch sind. Ich kenne jedenfalls niemanden, dem ein trockener, krümeliger Kuchen lieber wäre als ein weicher und saftiger. Es gibt mehrere Methoden, um Backwaren feuchter zu machen oder gar nicht erst austrocknen zu lassen. Wenn Ihr Kuchen zu trocken ist, sollten Sie einen einfachen Honigsirup darüberträufeln.

Einfacher Honigsirup

- 240 ml Wasser
- 9 EL Rohhonig

1. Das Wasser erhitzen und den Honig darin schmelzen lassen.
2. Den Kuchen waagrecht in zwei Hälften schneiden und beide mit Honigsirup besprenkeln.
3. Die beiden Hälften wieder zusammenfügen und den Kuchen mehrere Stunden stehen lassen, damit sich die Feuchtigkeit des Sirups in ihm verteilen kann.

In einem Rezept können Sie Zucker durch Honig ersetzen. Er macht Gebäck feuchter, ohne dass es an Süße einbüßt. Da Honig süßer ist als Zucker, brauchen Sie jedoch nur 75 Gramm (circa 4 Esslöffel) Honig statt beziehungsweise für 100 Gramm Zucker, um eine ähnliche Süßkraft zu erhalten. Wenn Sie wollen, können Sie Zucker aber auch im Verhältnis eins zu eins durch Honig ersetzen. In diesem Fall verringern Sie jede andere Flüssigkeit im Rezept um eine Vierteltasse für jede Tasse Honig, die Sie verwenden. Außerdem brauchen Sie einen halben Teelöffel Backnatron zusätzlich, um die Säure des Honigs zu reduzieren und dem Teig beim Gehen zu helfen. Das Schöne am Honig ist, dass Sie Ihre Lieblingssorte wählen können. Das verleiht dem Gebäck einen einzigartigen Geschmack.

Honig-Toffee

Ein Toffee ist ein klebriges, weiches Bonbon, das oft aus Zucker oder Melasse und Butter hergestellt wird. Andere Zutaten, unter anderem natürliche und künstliche Farb- und Aromastoffe, werden hinzugefügt, um eine Vielzahl köstlicher Süßigkeiten in allen Regenbogenfarben und mit allen vorstellbaren Aromen zu erhalten. Von Rootbeer bis Pfefferminze, von Limette bis Schokohaselnuss – die Variations- und Kombinationsmöglichkeiten sind endlos.

Toffee wird in großen Kesseln aus Kupfer oder rostfreiem Stahl gekocht, gekühlt und dann wiederholt in die Länge gezogen, um Luftbläschen zu erzeugen. Dadurch bleibt es weich. Nach dem Ziehen wird das Toffee in kleine Stücke geschnitten und in Wachspapier mit zwei gezwirbelten Enden verpackt. Sie werden in überregionalen Handelsketten und Süßwarengeschäften einzeln oder in größeren Mengen verkauft.

Sie können Toffee zu Hause herstellen. Das macht der ganzen Familie Spaß. Es ist ganz einfach und Sie brauchen keine künstlichen Zutaten, kein Fett und kein Salz. Es hat nur eine Zutat: Honig.

Honig-Toffee

- 340 g Honig

1. Den Honig bei mittlerer bis großer Hitze auf 140 °C erhitzen. Jetzt ist er weich und biegsam (fest, aber noch formbar) und sein Zuckergehalt beträgt 95 Prozent.
2. Den Honig auf ein Backblech gießen, das mit Pergamentpapier ausgelegt ist. Das Papier vorher leicht mit Kochspray einfetten. Mit einem Spatel ausstreichen und etwa 10 Minuten abkühlen lassen.
3. Die Hände mit Butter oder Kochspray einfetten und aus dem Honig eine Kugel formen. Die Kugel aufheben und zu einem langen Streifen dehnen. Den Streifen über sich selbst nach hinten falten und die Enden aufeinanderdrücken. Diesen Vorgang des Ziehens und Faltens wiederholen, bis der Honig eine helle Karamellfarbe annimmt.

4. Das Toffee so ausrollen, dass daraus eine lange dünne Linie wird (etwa 1,3 Zentimeter dick), und in 2,5 Zentimeter lange Stücke schneiden.
5. Jedes Stück einzeln in Papier wickeln und die Enden zusammendrehen. Jetzt sind die Honig-Toffees fertig.

Mandelmilch

Milch ist ein nahrhaftes Getränk, das viele Kinder und Kleinkinder mögen. Manche Erwachsenen vertragen Milch ebenfalls, aber den meisten fällt es schwer, Laktose zu verdauen, den wichtigsten Zucker in der Milch. Wenn sie dennoch Milch trinken, sind Krämpfe, Blähungen, Übelkeit und manchmal Durchfall die Folge. Deshalb sind pflanzliche Milchgetränke sehr beliebt geworden, vor allem Mandelmilch.

Mandelmilch hat eine cremige Konsistenz und einen milden, nussartigen Geschmack. Sie enthält Vitamine und Mineralien, ist aber nicht so nahrhaft wie Kuhmilch und eignet sich nicht als Milchersatz für Säuglinge. Kaufen Sie nur kalorienarme, ungesüßte Produkte ohne Zuckerzusatz. Mandelmilch aus dem Supermarkt enthält ein wenig Gellan-Gummi, der in kleinen Mengen unschädlich, aber meist unverdaulich ist. Daher kann er bei manchen Menschen Verdauungsstörungen auslösen.

Wenn Sie Mandelmilch zu Hause zubereiten, erhalten Sie ein gesundes, köstliches Getränk ohne Zusatzstoffe, das alle genießen dürfen, auch Menschen mit empfindlichem Dickdarm. Ein wenig Honig verbessert nicht nur das Aroma, sondern liefert auch Antioxidantien und Nährstoffe.

Mandelmilch mit Honig

- 960 ml Wasser
- 280 g ganze Mandeln
- 2 EL Rohhonig
- 1 TL Vanilleextrakt

1. Die Mandeln über Nacht in gefiltertem Wasser einweichen. Die Schüssel in der Küche stehen lassen und mit einem Tuch zudecken. Nun beginnen die Mandeln zu keimen und werden dadurch leichter verdaulich. Eine längere Einweichzeit ergibt eine cremigere Milch.
2. Die Mandeln aus dem Wasser holen, spülen und in einen Mixer schütten.
3. Die Hälfte des Wassers auf die Mandeln gießen und mit hoher Geschwindigkeit 2 bis 4 Minuten mixen, bis sich eine sämige Paste bildet.
4. Honig und Vanille hineingeben und mixen, bis alles gut vermischt ist.
5. Das restliche Wasser hineingießen und 2 bis 3 Minuten mixen, bis die Mischung wie Milch aussieht.
6. Die Mischung durch mehrere Käsetuchschichten abseihen, um den Rest der Mandeln zu entfernen (diese können Sie für andere Zwecke verwenden).
7. Jetzt ist die Mandelmilch trinkfertig. Sie hält sich im Kühlschrank nur ein paar Tage; bereiten Sie also nur zu, was Sie in dieser Zeit verwerten können. Wenn die Mandelmilch dünner sein soll, verwenden Sie mehr Wasser.

Präbiotika

Präbiotika sind unverdauliche, natürliche Nahrungsbestandteile. Sie sind in zahlreichen Lebensmitteln enthalten, auch im Rohhonig. Fructooligosaccharide gehören zu den Präbiotika, die uns der Honig liefert. Sie werden im Dickdarm fermentiert und haben eine ganze Reihe von physiologischen Wirkungen. Unter anderem steigern sie die Zahl der nützlichen Bakterien, was die Gesundheit des Magen-Darm-Trakts verbessert, und fördern die Produktion von Vitaminen und Verdauungsenzymen. Gute Bakterien regen das Immunsystem an und hemmen die Vermehrung von Hefepilzen, schädlichen Bakterien und anderen Krankheitserregern. Fructooligosaccharide verbessern wahrscheinlich auch die Resorption von Kalzium und tragen somit dazu bei, dass die Knochen und die Zähne stark bleiben. Zudem beschleunigen sie die Passage des Stuhls durch den Dickdarm und steigern das Stuhlvolumen. Das bedeutet, dass unerwünschte oder unnötige Nahrungsbestandteile ausgeschieden und nicht vom Körper aufgenommen werden. Präbiotika spielen vielleicht auch eine Rolle bei der Senkung des Blutfettspiegels.

Honig verringert nachweislich die Menge des Gesamtcholesterins und der Triglyzeride. Möglicherweise sind die Präbiotika im Honig zum Teil dafür verantwortlich.

Sportgetränk

Wenn Sie eine Stunde oder weniger Sport treiben, decken Sie Ihren Flüssigkeitsbedarf am besten mit Wasser. Längeres Training, vor allem wenn es sehr schweißtreibend ist, erfordert Elektrolyte, Kohlenhydrate und Wasser. Wenn Sie diese Komponenten nicht ersetzen, sind Kopfschmerzen und Muskelkrämpfe die Folge.

Es gibt viele Sportgetränke zu kaufen und sie enthalten neben dem Wasser auch zahlreiche Vitamine und Mineralien. Das hört sich gut an. Sie können die Körperflüssigkeiten ausbalancieren und die Muskelfunktion normalisieren. Doch wenn Sie die Liste der Zutaten lesen, finden Sie dort auch Konservierungsstoffe, künstliche Aroma- und Farbstoffe und eine Menge Zucker. Der Zucker soll nicht nur das Getränk süß machen, damit es Kindern und Erwachsenen gleichermaßen mundet, sondern auch die dringend notwendige Energie liefern. Diese Energie verpufft jedoch schnell und Sie fühlen sich bald müder als zuvor. Außerdem ist die Zuckermenge viel zu groß, was zu Gewichtszunahme führen kann. Nachdem Sie viel Zeit für einen gesunden Körper geopfert haben, sabotieren Sie dieses Ziel mit solchen Getränken.

Es ist einfach, zu Hause Sportgetränke zuzubereiten, die alles liefern, was der Körper braucht, und keine schädlichen Zutaten enthalten.

Erfrischendes Sportgetränk mit Honig

- 960 ml gefiltertes Wasser
- 60 ml Orangensaft
- 60 ml Zitronensaft
- 2 EL Rohhonig
- ¼ TL Meersalz
- ¼ TL Kalzium-Magnesium-Pulver

1. 240 ml Wasser behutsam auf dem Herd erhitzen.
2. Honig, Meersalz und Kalzium-Magnesium-Pulver einrühren, bis alle Zutaten sich aufgelöst haben.
3. Vom Herd nehmen und die restlichen Zutaten einrühren.
4. In ein verschließbares Glasgefäß gießen und im Kühlschrank aufbewahren.

Ameisen

Es gibt Billionen Ameisen auf der Welt. Deshalb ist es nicht verwunderlich, sie im Garten und im Haus zu finden. Diese sozialen Insekten leben in großen Staaten zusammen. Es kann daher sein, dass Sie einige von ihnen im Garten bei Ihren Pflanzen oder im Haus auf dem Fußboden krabbeln sehen, auf dem Weg zum Vorratsschrank. Wenn Sie das zulassen, kommen sie bald in Massen und richten sich häuslich ein.

Es gibt keinen vernünftigen Grund, Ameisen in Ihr Haus einzulassen, aber im Garten sind sie nützlich, weil sie den Boden für die Pflanzen auflockern und einige andere Insekten in Schach halten. Zudem dienen sie Eidechsen, Vögeln, Spinnen und anderen Insekten als Nahrung. Aber das ist so ziemlich alles, was an ihnen nützlich ist. Ameisen können im Garten ein Chaos anrichten und sie fressen fast jede Frucht, jedes Gemüse und jede andere Pflanze. Schlimmer noch, sie schützen Insekten, die Meltau (eine süße, klebrige Substanz) erzeugen und Pflanzen fressen, sodass diese Insekten sich vermehren und möglicherweise Ihr Lieblingsgrünzeug dezimieren können.

In Baumärkten können Sie Ameisenköder und -fallen kaufen. Viele enthalten Insektizide, die mit zahlreichen Gesundheitsstörungen in Verbindung gebracht werden. Der Käufer erfährt nie genau, was er mit nach Hause nimmt und welchen Risiken er seine Familie aussetzt. Ein unbedenklicher und effektiver Ameisenköder, den Sie zu Hause herstellen können, um Ameisen zu fangen und zu beseitigen, enthält nur vier Zutaten: Honig, Wasser, Borax und Wattebällchen. Der Honig lockt die Ameisen an, das Borax vergiftet sie. Borax ist ein Mineral, das für Ameisen giftig ist und die menschliche Haut leicht reizt. Tragen Sie Handschuhe, wenn Sie damit hantieren.

Honig-Ameisenköder

- 120 ml Wasser
- 4 EL Honig
- 2 EL Borax
- Wattebällchen

1. Das Wasser auf dem Herd zum Köcheln bringen.
2. Borax und Honig einrühren, bis beide sich aufgelöst haben. Abkühlen lassen.
3. Die Wattebällchen in der Flüssigkeit einweichen.
4. Die Wattebällchen herausholen und den größten Teil der Flüssigkeit behutsam herauspressen. Dabei Gummi- oder Latexhandschuhe tragen.
5. Die Wattebällchen auf einem kleinen Teller oder Plastikdeckel verteilen und diesen dort hinlegen, wo Sie Ameisen entdeckt haben.

Der süße Duft der Wattebällchen, die in die Honig-Borax-Lösung getaucht wurden, lockt die Ameisen an. Die Ameisen fressen die Baumwolle und mit ihr das Borax. Innerhalb von 24 bis 48 Stunden sollten alle Ameisen verschwunden sein.

Land- und Nacktschnecken

Schnecken sind im Garten lästige Schädlinge, die Pflanzen und verrottendes Material fressen. Sie können Setzlinge, Kräuter und reifende Früchte schwer beschädigen. Jede Schnecke verfügt über Eier und Sperma und kann sich daher ziemlich schnell vermehren, wenn die Bedingungen günstig sind. Schnecken können jedes Jahr Hunderte von Eiern in den Boden, unter Blätter und an andere geschützte Stellen des Gartens legen. Am aktivsten sind sie meist nachts und an wolkigen Tagen. Aufspüren kann man sie nicht nur anhand angefressener Pflanzen, sondern auch mittels der Schleimspur, die sie beim Kriechen zurücklassen.

Es gibt mehrere Methoden, Schnecken loszuwerden. Beseitigen Sie Schlupfwinkel, in denen sie sich tagsüber verstecken können. Verringern Sie die Feuchtigkeit im Garten, damit er weniger einladend wird. Tröpfchenbewässerung ist besser als Sprinkler. Schaffen Sie sich Pflanzen an, die vor Schnecken sicher sind. Rund um anfällige Pflanzen können Sie Barrieren aus Kupfer errichten. Kupfer reagiert auf den Schleim und stört das Nervensystem der Schnecken. Sammeln Sie dann die Schnecken, die Sie im Garten sehen, mit der Hand auf. Stellen Sie nachts eine Schneckenfalle auf, um die Tiere zu fangen, wenn sie aus ihrem Versteck kommen. Wichtig ist, dass Sie die Fallen in die Nähe der Winkel stellen, in denen Sie Schnecken vermuten, denn sie kriechen nicht weit.

Eine Falle aus Wasser mit Honig und Hefe lockt Schnecken an. Sie fallen in den Behälter und ertrinken. So bleibt der Garten schneckenfrei.

Honig-Hefe-Schneckenfalle

- 960 ml Wasser
- 100 g Hefe
- 4 EL Honig

1. Das Wasser vorsichtig auf dem Herd erhitzen und den Honig einrühren, bis er sich aufgelöst hat. Dann abkühlen lassen, bis das Wasser lauwarm ist.
2. Das Honigwasser in Marmeladengläser, Joghurtbecher oder andere Gefäße gießen, die so tief sind, dass die Schnecken ertrinken.
3. Die Hefe auf das Wasser streuen.
4. Die Gefäße so in Erde stecken, dass die Öffnung sich auf Bodenhöhe befindet. Die Lösung jeden zweiten Tag erneuern und gefangene Schnecken entfernen.

Pyotraumatische Dermatitis bei Haustieren

Hier handelt es sich um akute, nässende, schmerzhafte Wunden, die bei Hunden und anderen Haustieren entstehen, wenn sie eine bestimmte Hautstelle wiederholt ablecken, kauen, kratzen oder beißen. Die Wunde, auch als *Hot Spot* bezeichnet, ist für Ihren Hund unangenehm und juckt. Darum beißt und kratzt er sie immer wieder und macht diesen Hot Spot dadurch noch schlimmer.

Manche Wunden beginnen als Reizung durch einen Bienenstich oder durch den Biss eines Flohs, aber meist ist eine Erkrankung schuld, zum Beispiel eine Floh- oder Futterallergie, Parasiten, eine Hautentzündung, eine irritative Kontaktdermatitis oder eine andere Hautkrankheit. Ein Tierarzt kann Ihnen helfen, die Ursache des Problems zu ermitteln. Die meisten Hot Spots sind nicht sehr schwerwiegend und lassen sich zu Hause behandeln. Wenn Sie nichts unternehmen, können sie sich jedoch leicht entzünden. Das verschlimmert die Wunde erheblich und sie kann sogar größer werden.

Zuerst müssen Sie die Wunde entdecken. Sie befindet sich meist auf dem Kopf, an den Hüften oder auf der Brust. Es ist ein Warnsignal, wenn Ihr Hund eine bestimmte Hautstelle immer wieder ableckt oder gar hineinbeißt. Manchmal ist die Wunde unter dem Fell verborgen und bleibt einige Zeit unbemerkt. Wenn der Hot Spot sich verschlimmert, wird das Fell in dessen Umgebung dünner. Stutzen Sie das Fell, das über der Wunde und um sie herum noch vorhanden ist. Wenn die Wunde groß ist, müssen Sie die Stelle vielleicht rasieren. Reinigen Sie die Wunde mit milder Seife und Wasser und tupfen Sie sie trocken. Bestreichen Sie die Stelle dann mit hochwertigem Rohhonig. Wenn der Hund versucht, die Stelle abzulecken, kann ein Halskragen notwendig sein.

Der Honig lindert Rötung, Entzündung, Juckreiz und Schmerzen. Er hält die Wunde und ihre Umgebung sauber und feucht, aber vor Bakterien geschützt. Jetzt kann das Gewebe zu heilen beginnen. Behandeln Sie die Wunde so lange mit Honig, bis die Wunde verheilt ist.

Welke Pflanzen

Topfpflanzen im Haus und Gartenpflanzen neigen dazu, welk zu werden, wenn sie nicht genügend Wasser bekommen. Wassermangel stört die zellulären Prozesse, den Nährstofftransport und das Anlegen von Wasservorräten. Die Wasservorräte in den Vakuolen verhindern, dass die Zellen schrumpfen. Das Wasser drückt gegen die Zellwände und macht sie starr, sodass die Pflanze stark bleibt und aufrecht steht. Wenn die Pflanze das Wasser in ihren Vakuolen aufbrauchen muss, schrumpfen die Zellen und der Druck gegen die Zellwände lässt nach. Dann werden Blätter, Stängel und Blüten schlaff und beginnen, braun zu werden.

Mit Honig und Wasser können Sie welke Pflanzen beleben. Diese Lösung verlangsamt die Verdunstung des Wassers durch die Poren der Blätter. Der Honig im Wasser ist eine Nährstoffquelle für nützliche Bakterien und Pilze im Boden; er sorgt für ein gesundes Wurzelwerk und fördert das Wachstum der Pflanze.

Belebende Lösung für Pflanzen

- 4 l Wasser
- 3 bis 4 EL Honig

1. Wasser und Honig vermengen. Wenn nötig, das Wasser etwas aufwärmen, damit der Honig sich löst.
2. Auf Zimmertemperatur abkühlen lassen, dann die Erde im Topf bewässern, am besten im Spültisch, damit überschüssiges Wasser abfließen kann.
3. Die Blätter jeden zweiten Tag mit einem Wassernebel besprühen.

Über die Autorin

Susan Branson erwarb einen Bachelorabschluss in Biologie an der St. Francis Xavier University und schloss dann ihr Toxikologiestudium an der University of Ottawa als Magistra Scientiarum ab. Danach arbeitete sie in der Forschung: im praktischen Einsatz, im Labor, als Autorin und in der Verwaltung. Nachdem ihr zweites Kind geboren worden war, nahm sie sich eine Auszeit und blieb zu Hause. Neben ihren Pflichten als Mutter nahm sie Geigenunterricht, belegte einen Fotografiekurs, erwarb ein Diplom in Literatur und wurde schließlich ganzheitliche Ernährungsberaterin. Susan ist Mitglied der Alumni Association der Canadian School of Natural Nutrition (CSNN), Kanadas führendem Institut für ganzheitliche Ernährung.

Quellenverzeichnis

1 Mythilypriya, R.; Shanthi, P.; Sachdanandam, P. (2008): »Synergistic effect of kalpaamruthaa on antiarthritic and antiinflammatory properties – its mechanism of action«. *Inflammation*, 31 (6). S. 391–398

2 Zou, P. (2016): »Traditional Chinese Medicine, food therapy, and hypertension control: a narrative review of Chinese literature«. *American Journal of Chinese Medicine*, 44 (8). S. 1579–1594

3 Erejuwa, O. et al. (2012): »Honey supplementation in spontaneously hypertensive rats elicits antihypertensive effect via amelioration of renal oxidative stress«. *Oxidative Medicine and Cellular Longevity*. S. 374037. https://www.hindawi.com/journals/omcl/2012/374037/

4 Afroz, R. et al. (2016): »Sundarban honey confers protection against isoproterenol-induced myocardial infarction in wistar rats«. *Biomed Research International*. S. 6437641. https://www.hindawi.com/journals/bmri/2016/6437641/

5 Khalil, M. I.; Sulaiman, S. A. (2010): »The potential role of honey and its polyphenols in preventing heart diseases: a review«. *African Journal of Traditional, Complementary and Alternative Medicine*, 7 (4). S. 315–321

6 Ebd.

7 Hocaoglu Babayigit, A. (2015): »High usage of complementary and alternative medicine among turkish asthmatic children«. *Iranian Journal of Allergy*, Asthma and Immunology, 14 (4). S. 410–415

8 Kamaruzaman, N. A.; Sulaiman, S. A.; Kaur, G.; Yahaya, B. (2014): »Inhalation of honey reduces airway inflammation and histopathological changes in a rabbit model of ovalbumin-induced chronic asthma«. *BMC Complementary and Alternative Medicine*, 14. S. 176

https://bmccomplementalternmed.biomedcentral.com/articles/10.1186/1472-6882-14-176

9 Efremenko, Y. V. et al. (2003): »Clinical validation of sublingual formulations of immunoxel (dzherelo) as an adjuvant immunotherapy in treatment of tb patients«. *Immunotherapy*, 4 (3). S. 273–282

10 Asadi-Pooya, A. A.; Pnjehshahin, M. R.; Beheshti, S. (2003): »The antimycobacterial effect of honey: an in vitro study«. *Rivista di Biologia*, 96 (3). S. 491–495

11 Hannan, A.; Munir, S.; Arshad, M. U.; Bashir, N. (2014): »In vitro antimycobacterial activity of pakistani beri honey using BACTEC MGIT 960«. *International Scholarly Research Notices*. S. 490589.
https://www.hindawi.com/journals/isrn/2014/490589/

12 Henatsch, D. et al. (2016): »Treatment of recurrent eczematous external otitis with honey eardrops: a proof-of-concept study«. *Otolaryngology—Head and Neck Surgery*, 157 (4). S. 696–699

13 Maruhashi, E. et al. (2016): »Efficacy of medical grade honey in the management of canine otitis externa – a pilot study«. *Veterinary Dermatology*, 27 (2). S. 93–8e27

14 Maiti, P. K. et al. (2012): »The effect of honey on mucositis induced by chemoradiation in head and neck cancer«. *Journal of the Indian Medical Association*, 110 (7). S. 453–456

15 Abdulrhman, M.; Elbarbary, N. S.; Amin, D. A.; Ebrahim, R. S. (2012): »Honey and a mixture of honey, beeswax, and olive oil-propolis extract in treatment of chemotherapy-induced oral mucositis: a randomized controlled pilot study«. *Pediatric Hematology and Oncology*, 29 (3). S. 285–292

16 Khanal, B.; Baliga, M.; Uppal, N. (2010): »Effect of topical honey on limitation of radiation-induced oral mucositis: an intervention study«. *International Journal of Oral & Maxillofacial Surgery*, 39 (12). S. 1181–1185

17 Raeessi, M. A. et al. (2014): »›Coffee plus honey‹ versus ›topical steroid‹ in the treatment of chemotherapy-induced oral mucositis: a randomised controlled trial«. *BMC Complementary and Alternative Medicine,* 14. S. 293.

https://bmccomplementalternmed.biomedcentral.com/articles/10.1186/1472-6882-14-293

18 English, H. K. P.; Pack, A. R. C.; Molan, P. C. (2004): »The effects of manuka honey on plaque and gingivitis: a pilot study«. *Journal of the International Academy of Periodontology*, 6 (2). S. 63–67

19 Atwa, A.-D.; AbuShahba, R. Y.; Mostafa, M.; Hashem, M. I. (2014): »Effect of honey in preventing gingivitis and dental caries in patients undergoing orthodontic treatment«. *Saudi Dental Journal*, 26 (3). S. 108–114

20 Lee et al. »Low concentrations of honey reduce biofilm formation«

21 Emineke, S. et al. (2017): »Diluted honey inhibits biofilm formation: potential application in urinary catheter management?« *Journal of Clinical Pathology*, 70 (2). S. 140–144

22 Johnson, D. W. et al. (2005): »Randomized, controlled trial of topical exit-site application of honey (medihoney) versus mupirocin of the prevention of catheter-associated infections in hemodialysis patients«. *Journal of the American Society of Nephrology*, 16. S. 1456–1462

23 Al-Waili, N. S. (2004): »Topical honey application vs. Acyclovir of the treatment of recurrent herpes simplex lesions«. *Medical Science Monitor,* 10 (8). S. MT94–MT98

24 Ebd.

25 Bassam, Z.; Zohra, B. I.; Saada, A.-A. (1997) »The effects of honey on *leishmania* parasites: an in vitro study«. *Tropical Doctor*, 27 (1). S. 36–38

26 Cooper, R.; Jenkins, L.; Hooper, S. (2014): »Inhibition of biofilms of *Pseudomonas Aeruginosa* by medihoney in vitro.« *Journal of Wound Care*, 23 (3). S. 93–96, 98–100, 102

27 Cooper, R. A.; Halas, E.; Molan, P. C. (2022): »The efficacy of honey in inhibiting strains of *Pseudomonas Aeruginosa* from infected burns«. *Journal of Burn Care & Rehabilitation*, 23 (6). S. 366–370

28 Roberts, A. E. L.; Maddocks, S. E.; Cooper, R. A. (2015): »Manuka honey reduces the motility of Pseudomonas Aeruginosa by suppression of flagella-associated genes«. *Journal of Antimicrobial Chemotherapy*, 70 (3). S. 716–725

[29] Kronda, J. M.; Cooper, R. A.; Maddocks, S. E. (2013): »Manuka honey inhibits siderophore production in *Pseudomonas Aeruginosa*«, *Journal of Applied Microbiology*, 115 (1). S. 86–90

[30] Gethin, G.; Cowman, S. (2008): »Bacteriological changes in sloughy venous leg ulcers treated with manuka honey or hydrogel: an RCT«. *Journal of Wound Care*, 17 (6). S. 241–244, 246–247

[31] Sherlock, O. et al. »Comparison of the antimicrobial activity«

[32] Alandejani, T. et al. (2009): »Effectiveness of honey on *Staphylococcus Aureus* and *Pseudomonas Aeruginosa* Biofilms«. *Otolaryngology – Head and Neck Surgery*, 141 (1). S. 114–118

[33] Shahzad, A.; Cohrs, R. J. (2012): »In vitro antiviral activity of honey against varicella zoster virus (VZV): a translational medicine study for potential remedy for shingles«. *Translational Biomedicine*, 3 (2). S. 1–5

[34] Tahmaz, L. et al. (2006): »Fournier's gangrene: report of thirty-three cases and a review ft he literature«. *International Journal Urology*, 13 (7). S. 960–967

[35] Hashem-Dabaghian, F.; Agah, S.; Taghavi-Shirazi, M.; Ghobadi, A. (2016): »Combination of *Nigella sativa* and honey in eradication of gastric *Helicobacter pylori* infection«. *Iran Red Crescent Medical Journal*, 18 (11). S. e23771

[36] Almasaudi, S. B. et al. (2017): »Manuka honey exerts antioxidant and anti-inflammatory activities that promote healing of acetic acid–induced gastric ulcer in rats«. *Evidence-Based Complementary and Alternative Medicine*. S. 5413917. https://www.hindawi.com/journals/ecam/2017/5413917/

[37] Octoratou, M. E. et al. (2012): »A prospective study of pre-illness diet in newly diagnosed patients with crohn's disease«. *Revista Medico-Chirurgicala aber Societatii De Medici Si Naturalisti Din Iasi*, 116 (1). S. 40–49

[38] Nooh, H. Z.; Nour-Eldien, N. M. (2016): »The dual anti-inflammatory and antioxidant activities of natural honey promote cell proliferation and neural regeneration in a rat model of colitis«. *Acta Histochemica*, 118 (6). S. 588–595

39 Prakash, A. et al. (2008): »Effect of different doses of manuka Honey in experimentally induced inflammatory bowel disease in rats«. *Phytotherapy Research*, 22 (11). S. 1511–1519

40 Medhi, B. et al. (2008): »Effect of manuka honey and sulfasalazine in combination to promote antioxidant defense system in experimentally induced ulcerative colitis model in rats«. *Indian Journal of Experimental Biology*, 46 (8). S. 583–590

41 Bilsel, Y. et al. (2002): »Could honey have a place in colitis therapy? Effects of honey, prednisolone and disulfiram on inflammation, nitric oxide and free radical formation«. *Digestive Surgery*, 19. S. 306–312

42 Kilicoglu, B. et al. (2006): »The scolicidal effects of honey«. *Advances in Therapy*, 23 (6). S. 1077–1083

43 Al-Waili, N. S. (2005): »Mixture of honey, beeswax and olive oil inhibits growth of *staphylococcus aureus* and *candida albicans*«. *Archives of Medical Research*, 36 (1). S. 10–13

44 Ansari M. J. et al. (2013): »Effect of jujube honey on *candida albicans* growth and biofilm formation«. *Archives of Medical Research* 44 (5). S. 352–360

45 Al-Waili: »An alternative treatment«

46 Gupta: »Role of antifungal agents«

47 Al-Waili, N. S. (2004): »An alternative treatment for pityriasis versicolor, tinea cruris, tinea corporis and tinea faciei with topical application of honey, olive oil and beeswax mixture: an open pilot study«. *Complementary Therapies in Medicine*, 12 (1). S. 45–47

48 Al-Waili. »An alternative treatment«

49 Gupta, A.; Nicol, K.; Batra, R. (2004): »Role of antifungal agents in the treatment of seborrheic dermatitis«. *American Journal of Clinical Dermatology*, 5 (6). S. 417–422

50 Al-Waili, N. S. (2001): »Therapeutic and prophylactic effects of crude honey on chronic seborrheic dermatitis and dandruff«. *European Journal of Medical Research*, 6 (7). S. 306–308

[51] Abdulrhman, M. et al. (2013): »Metabolic effects of honey in type 1 diabetes mellitus: a randomized crossover pilot study«. *Journal of Medicinal Food*, 16 (1). S. 66–72

[52] Al-Waili, N. S. (2003): »Intrapulmonary administration of natural honeysolution, hyperosmolar dextrose or hypoosmolar distill water to normal individuals and to patients with type-2 diabetes mellitus or hypertension: their effects on blood glucose level, plasma insulin and c-peptide, blood pressure and peaked expiratory flow rate«. *European Journal of Medical Research*, 8 (7). S. 295–303

[53] Shukrimi, A.; Sulaiman, A. R.; Halim, A. Y.; Azril, A. (2008): »A comparative study between honey and povidone iodine as dressing solution for wagner type ii diabetic foot ulcers«. *Medical Journal of Malaysia*, 63 (1). S. 44–46

[54] Kamaratos, A. V. et al. (2014): »Manuka honey-impregnated dressings in the treatment of neuropathic diabetic foot ulcers«. *International Wound Journal*, 11 (3). S. 259–263

[55] Eddy, J. J.; Gideonsen, M. D. (2005): »Topical honey for diabetic foot ulcers«. *Journal of Family Practice*, 54 (6). S. 533–535

[56] Bahrami, M. et al. (2009): »Effects of natural honey consumption in diabetic patients: an 8-week randomized clinical trial«. *International Journal of Food Sciences and Nutrition*, 60 (7). S. 618–626

[57] Abdulrhman et al. »Metabolic effects of honey«

[58] Lee, J.-H. et al. (2011): »Low concentrations of honey reduce biofilm formation, quorum sensing, and virulence in *Escherichia coli* O157:H7«. *Biofouling*, 27 (10). S. 1095–1104

[59] Alnaqdy, A. et al. (2005): »Inhibition effect of honey on the adherence of *Salmonella* to intestinal epithelial cells in vitro«. *International Journal of Food Microbiology*, 103 (3). S. 347–351

[60] Andualem, B. (2013): »Combined antibacterial activity of stingless bee *(Apis mellipodae)* honey and garlic *(Allium Sativum)* extracts against standard and clinical pathogenic bacteria«. *Asian Pacific Journal of Tropical Biomedicine*, 3 (9). S. 725–731

61 Ekhtelat, M.; Ravaji, K.; Parvari, M. (2016): »Effect of Iranian ziziphus honey on growth of some foodborne pathogens«. *Journal of Natural Science, Biology and Medicine*, 7 (1). S. 54–57

62 Sherlock, O. et al. (2010): »Comparison of the antimicrobial activity of ulmo honey from chile and manuka honey against methicillin-resistant *Staphylococcus aureus, Escherichia coli* and *Pseudomonas aeruginosa*«. *BMC Complementary and Alternative Medicine*, 10. S. 47. https://bmccomplementalternmed.biomedcentral.com/articles/10.1186/1472-6882-10-47

63 Fauzi, A. N.; Norazmi, M. N.; Yaacob, N. S. (2011): »Tualang honey induces apoptosis and disrupts the mitochondrial membrane potential of human breast and cervical cancer cell lines«. *Food and Chemical Toxicology*, 49 (4). S. 871–878

64 Yaacob, N. S.; Nengsih, A.; Norazmi, M. N. (2013): »Tualang honeypromotes apoptotic cell death induced by tamoxifen in breast cancer cell lines«. *Evidence-Based Complementary and Alternattive Medicine*. S. 989841. https://www.hindawi.com/journals/ecam/2013/989841/

65 Ahmed, S.; Othman, N. H. (2017): »The anti-cancer effects of tualang honey in modulating breast carcinogenesis: an experimental animal study«. *BMC Complementary and Alternative Medicine*, 17 (1). S. 208. https://bmccomplementalternmed.biomedcentral.com/articles/10.1186/s12906-017-1721-4

66 Fernandez-Cabezudo M. J. et al. (2013): »Intravenous administration of manuka honey inhibits tumor growth and improves host survival when used in combination with chemotherapy in a melanoma mouse model«. *Public Library of Science One*, 8 (2). S. e55993 http://journals.plos.org/plosone/article?id=10.1371/journal.pone.0055993

67 Fauzi, A. N.; Norazmi, M. N.; Yaacob, N. S. (2011): »Tualang honey induces apoptosis and disrupts the mitochondrial membrane potential of human breast and cervical cancer cell lines«. *Food and Chemical Toxicology*, 49 (4). S. 871–878

68 Fernandez-Cabezudo. »Intravenous administration of manuka honey«

69 Pichichero, E. et al. (2010): »Acacia honey and chrysin reduce proliferation of melanoma cells through alterations in cell cycle progression«. *International Journal of Oncology*, 37 (4). S. 973–981

70 Xue, C. et al. (2016): »Chrysin induces cell apoptosis in human uveal melanoma cells via intrinsic apoptosis«. *Oncology Letters*, 12 (6). S. 4813–4820

71 Samarghandian, S.; Afshari, J. T.; Davoodi, S. (2011): »Honey induces apoptosis in renal cell carcinoma«. *Pharmacognosy Magazine*, 7 (25). S. 46–52

72 Samarghandian, S.; Afshari, J. T.; Davoodi, S. (2011): »Chrysin reduces proliferation and induces apoptosis in the human prostate cancer cell line PC-3«. *Clinics*, 66 (6). S. 1073–1079

73 Saarinen, K.; Jantunen, J.; Haahtela, T. (2011): »Birch pollen honey for birch pollen allergy – a randomized controlled pilot study«. *International Archives of Allergy and Immunology*, 155 (2). S. 160–166

74 Asha'ari z. A. et al. (2013): »Ingestion of honey improves the symptoms of allergic rhinitis: evidence from a randomized placebo-controlled trial in the east coast of peninsular malaysia«. *Annals of Saudi Medicine*, 33 (5). S. 469–475

75 Wong, D. et al. (2017): »Treatment of contact lens related dry eye with antibacterial honey«. *Contact Lens & Anterior Eye*, 40 (6). S. 389–393

76 Albietz J. M.; Lenton, L. M. (2006): »Effect of antibacterial honey on the ocular flora in tear deficiency and meibomian gland disease«. *Cornea*, 25 (9). S. 1012–1019

77 Al-Waili, N. S. (2004): »Investigating the antimicrobial activity of natural honey and its effects on the pathogenic bacterial infections of surgical wounds and conjunctiva«. *Journal of Medicinal Food*, 7 (2). S. 210–222

78 Ilechie, A. A. et al. (2012): »The efficacy of stingless bee honey for the treatment of bacteria-induced conjunctivitis in guinea pigs«. *Journal of Experimental Pharmacology*, 4. S. 63–68

79 Shibata, T. et al. (2016): »Propolis, a constituent of honey, inhibits the development of sugar cataracts and high-glucose-induced reactive oxygen species in rat lenses«. *Journal*

of Ophthalmology, 2016. S. 1917093. https://www.hindawi.com/journals/joph/2016/1917093/

80 Cernak, M.; Majtanova, N.; Cernak, A.; Majtan, J. (2011): »Honey prophylaxis reduces the risk of endophthalmitis during perioperative period of eye surgery«. *Phytotherapy Research*, 26 (4). S. 613–616

81 Albietz, J. M.; Lenton, L. M. (2015): »Standardised antibacterial Manuka honey in the management of persistent post-operative corneal oedema: A case series«. *Clinical and Experimental Optometry*, 98 (5). S. 464–472

82 Hussein, S. Z.; Mohd Yusoff, K.; Makpol, S.; Mohd Yusof, Y. A. (2012): »Gelam honey inhibits the production of proinflammatory, mediators NO, PGE(2), TNF-α, IL-6 in carrageenan-induced acute paw edema in rats«. *Evidence-Based Complementary and Alternative Medicine*. S. 109636. https://www.hindawi.com/journals/ecam/2012/109636/

83 Ebrahimi, M. et al. (2016): »Effects of dietary honey and ardeh combination on chemotherapy-induced gastrointestinal and infectious complications in patients with acute myeloid leukemia: a double-blind randomized clinical trial«. *Iranian Journal of Pharmaceutical Research*, 15 (2). S. 661–668

84 Watanabe, K. et al. (2014): »Anti-influenza viral effects of honey in vitro: potent high activity of manuka honey«. *Archives of Medical Research*, 45 (5). S. 359–365

85 Ebd.

86 Alandejani: »Effectiveness of honey«

87 Hashemian, F. et al. (2015): »The effect of thyme honey nasal spray on chronic rhinosinusitis: a double-blind randomized controlled clinical trial«. *European Archives of Oto-Rhino-Laryngology*, 272 (6). S. 1429–1435

88 Cohen, H. A. et al. (2012): »Effect of honey on nocturnal cough and sleep quality: A double-blind, randomized, placebo-controlled study«. *Pediatrics*, 130 (3). S. 465–471

89 Paul, I. M. et al. (2007): »Effect of honey, dextromethorphan, and no treatment on nocturnal cough and sleep quality for coughing children and their parents«. *Archives*

of Pediatrics and Adolescent Medicine, 161 (12). S. 1140–1146

90 Shadkam, M. N.; Mozaffari-Khosravi, H.; Mozayan, M. R. (2010): »A comparison of the effect of honey, dextromethorphan, and diphenhydramine on nightly cough and sleep quality in children and their parents«. *Journal of Alternative and Complementary Medicine*, 16 (7). S. 787–793

91 Raeessi, M. A. et al. (2013): »Honey plus coffee versus systemic steroid in the treatment of persistent post-infectious cough: a randomisedcontrolled trial«. *Primary Care Respiratory Journal*, 22 (3). S. 325–330

92 Huttunen, S.; Riihinen, K.; Kauhanen, J.; Tikkanen-Kaukanen, C. (2013): »Antimicrobial activity of different finnish monofloral honeys against human pathogenic bacteria«. *APMIS*, 121 (9). S. 827–834

93 Maddocks, S. E. et al. (2013): »Manuka honey inhibits adhesion and invasion of medically important wound bacteria in vitro«. *Future Microbiology*, 8 (12). S. 1523–1536

94 Ozlugedik, S. et al. (2006): »Can postoperative pains following tonsillectomy be relieved by honey? A prospective, randomized, placebo controlled preliminary study«. *International Journal of Pediatric Otorhinolaryngology*, 70 (11). S. 1929–1934

95 Mat Lazim, N.; Abdullah, B.; Salim, R. (2013): »The effect of tualang honey in enhancing post tonsillectomy healing process. An open labelled prospective clinical trial«. *International Journal of Pediatric Otorhinolaryngology*, 77 (4). S. 457–461

96 Abdullah, B.; Mat Lazim, N.; Salim, R. (2015): »The effectiveness of tualang honey in reducing post-tonsillectomy pain«. *The Turkish Journal of Ear Nose and Throat*, 25 (3). S. 137–143

97 Al-Waili, N. S. (2003): »Topical application of natural honey, beeswax and olive oil mixture for atopic dermatitis or psoriasis: Partially controlled, single-blinded study«. *Complementary Therapies in Medicine*, 11 (4). S. 226–234

98 Al-Waili, N. S. et al. (2012); »Synergistic effects of honey and propolis toward drug multi-resistant *staphylococcus aureus, escherichia coli* and *candida albicans* isolates in

single and polymicrobial cultures«. *International Journal of Medical Sciences*, 9 (9). S. 793–800

99 Alandejani et al.: »Effectiveness of Honey«

100 Nijhuis, W. A.; Houwing, R. H.; Van der Zwet, W. C.; Jansman, F. G. (2012): »A randomised trial of honey barrier cream versus zinc oxide ointment«. *British Journal of Nursing*, 21 (20). S. 9–10, S. 12–13

101 Al-Waili. »Topical application of natural honey«

102 Braithwaite, I. et al. (2015): »Randomised controlled trial of topical kanuka honey for the treatment of rosacea«. *BMJ Open*, 5 (6): S. e007651. http://bmjopen.bmj.com/content/5/6/e007651

103 Ahmad, N. S.; Ooi, F. K.; Ismail, M. S.; Mohamed, M. (2015): »Effects of post-exercise honey drink ingestion on blood glucose and subsequent running performance in the heat«. *Asian Journal of Sports Medicine*, 6 (3). S. e24044

104 Abdulrhman, M. A.; Mekawy, M. A.; Awadalla, M. M.; Mohamed, A. H. (2010): »Bee honey added to the oral rehydration solution in treatment of gastroenteritis in infants and children«. *Journal of Medicinal Food*, 13 (3). S. 605–609

105 Abdulrhman et al.: »Bee honey added to the oral rehydration solution«

106 Atwa et al.: »Effect of honey in preventing gingivitis and dental caries«

107 Rupesh, S. et al. (2014): »Evaluation of the effects of manuka honey on salivary levels of *mutans streptococci* in children: a pilot study«. *Journal of Indian Society Pedodontics and Preventive Dentistry*, 32 (3). S. 212–219

108 El-Haddad, S. A.; Asiri, F. Y.; Al-Qahtani, H. H.; Al-Ghmlas, A. S. (2014): »Efficacy of honey in comparison to topical corticosteroid for treatment of recurrent minor aphthous ulceration: A randomized, blind, controlled, parallel, double-center clinical trial«. *Quintessence International*, 45 (8). S. 691–701

109 Chepulis, L. M.; Starkey, N. J.; Waas, J. R.; Molan, P. C. (2009): »The effects of long-term honey, sucrose or sugar-free diets on memory and anxiety in rats«. *Physiology & Behavior*, 97 (3–4). S. 359–368

110 Abdulmajeed, W. I. et al. (2016): »Honey prevents neurobehavioural deficit and oxidative stress induced by lead acetate exposure in male wistar rats – a preliminary study«. *Metabolic Brain Disease*, 31 (1). S. 37–44

111 Al-Rahbi, B. et al. (2014): »Protective effects of tualang honey against oxidative stress and anxiety-like behaviour in stressed ovariectomized rats«. *International Scholarly Research Notices*, 2014. S. 521065. https://www.hindawi.com/journals/isrn/2014/521065/

112 Azman: »Tualang honey improves memory«

113 Filho, C. B. et al. (2016): »Chrysin promotes attenuation of depressive-like behavior and hippocampal dysfunction resulting from olfactory bulbectomy in mice«. *Chemico-Biological Interactions*, 260. S. 154–162

114 Azman, K. F. et al. (2015): »Tualang honey improves memory performance and decreases depressive-like behavior in rats exposed to loud noise stress«. *Noise Health*, 17 (75). S. 83–89

115 Münstedt, K. et al. (2015): »Bee pollen and honey for the alleviation of hot flushes and other menopausal symptoms in breast cancer patients«. *Molecular and Clinical Oncology*, 3 (4). S. 869–874

116 Othman, Z. et al. (2011): »Improvement in immediate memory after 16 weeks of tualang honey (agro mas) supplement in healthy postmenopausal women«. *Menopause*, 18 (11). S. 1219–1224

117 Zaid, S. S. M.; Sulaiman, S. A.; Sirajudeen, K. N. M; Othman, N. H. (2010): »The effects of tualang honey on female reproductive organs, tibia bone and hormonal profile in ovariectomised rats – animal model for menopause«. *BMC Complementary and Alternative Medicine*, 10. S. 82. https://bmccomplementalternmed.biomedcentral.com/articles/10.1186/1472-6882-10-82

118 Abdelhafiz, A.; Muhamad, J. A. (2008): »Midcycle pericoital intravaginal bee honey and royal jelly for male factor infertility«. *International Journal of Gynecology & Obstetrics*, 101 (2). S. 146–149

119 Larson-Meyer, D. E. et al. (2010): »Effect of honey versus sucrose on appetite, appetite-regulating hormones, and

postmeal thermogenesis«. *Journal of the American College of Nutrition*, 29 (5). S. 482–493

[120] Nemoseck, T. M. et al. (2011): »Honey promotes lower weight gain, adiposity, and triglycerides than sucrose in rats«. *Nutrition Research*, 31 (1). S. 55–60

[121] Shi, P. et al. (2015): »Honey reduces blood alcohol concentration but not affects the level of serum MDA and GSH-Px activity in intoxicated male mice models«. *BMC Complementary and Alternative Medicine*, 15. S. 225. https://bmccomplementalternmed.biomedcentral.com/articles/10.1186/s12906-015-0766-5

[122] Abdulmajeed et al.: »Honey prevents neurobehavioural deficit and oxidative stress«

[123] Erejuwa: »Honey supplementation in spontaneously hypertensive rats«

[124] R. F. Ingle, Levin, J. B.; Polinder, K. (2006): »Wound healing with honey – a randomised controlled trial«. *South African Medical Journal*, 96 (9). S. 831–885

[125] Gunes, U. Y.; Eser, I. (2007): »Effectiveness of a honey dressing for healing pressure ulcers«. *Journal of Wound, Ostomy and Continence Nursing*, 34 (2). S 184–190

[126] Misirlioglu, A. et al. (2003): »Use of honey as an adjunct in the healing of split-thickness skin graft donor site«. *Dermatologic Surgery*, 29 (2). S. 168–172

[127] Lund-Nielsen, B. et al. (2001): »The effect of honey-coated bandages compared with silver-coated bandages on treatment of malignant wounds – a randomized study«. *Wound Repair and Regeneration*, 19 (6). S. 664–670

[128] Gethin, S,; Cowman, S. (2005): »Case series of use of manuka honey in leg ulceration«. *International Wound Journal*, 2 (1). S. 10–15

[129] Malik, K. I.; Malik, M. A.; Aslam, A. (2010): »Honey compared with silver sulphadiazine in the treatment of superficial partial-thickness burns«. *International Wound Journal*, 7 (5). S. 413–417

[130] Subrahmanyam, M. (1998): »A prospective randomized, clinical and histological study of superficial burn wound

healing with honey and silver sulfadiazine«. *Burns*, 24 (2). S. 157–161

131 Subrahmanyam, M. (1991): »Topical application of honey in treatment of burns«. *British Journal of Surgery*, 78. S. 497–498

132 Al-Waili, N. S.; Saloom, K. S.; Al-Waili, T. N.; Al-Waili, A. N. (2006): »The safety and efficacy of a mixture of honey, olive oil, and beeswax for the management of hemorrhoids and anal fissure: a pilot study«. *Scientific World Journal*, 6. S. 1998–2005

133 Al-Waili, N. S. et al. »The safety and efficacy of a mixture«

134 Abdulrhman et al. »Bee honey added to the oral rehydration solution«

135 Ahmad et al. »Effects of post-exercise honey drink«

136 Julianti, E.; Rajah, K.; Fidrianny, I. (2017): »Antibacterial activity of ethanolic extract of cinnamon bark, honey, and their combination effects against acne-causing bacteria«. *Scientia Pharmaceutica*, 85 (2). S. 19

137 Wu, N.-L. et al. (2011): »Chrysin protects epidermal keratinocytes from uva and uvb-induced damage«, *Journal of Agricultural and Food Chemistry*, 59 (15). S. 8391–8400

138 Ahmad, I.; Jimenez, H.; Yaacob, N. S.; Yusuf, N. (2012): »Tualang honey protects keratinocytes from ultraviolet radiation–induced inflammation and dna damage«. *Photochemistry and Photobiology*, 88 (5). S. 1198–1204

139 Julianti et al.: »Antibacterial activity«

140 Braithwaite: »Randomised controlled trial of topical kanuka honey«

141 Ahmad, I.; Jimenez, H.; Yaacob, N. S.; Yusuf, N. (2012): »Tualang honey protects keratinocytes from ultraviolet radiation-induced inflammation and DNA damage«. *Photochemistry and Photobiology*, 88 (5). S. 1198–1204

142 Al-Waili: »Therapeutic and prophylactic effects of crude honey«

Register

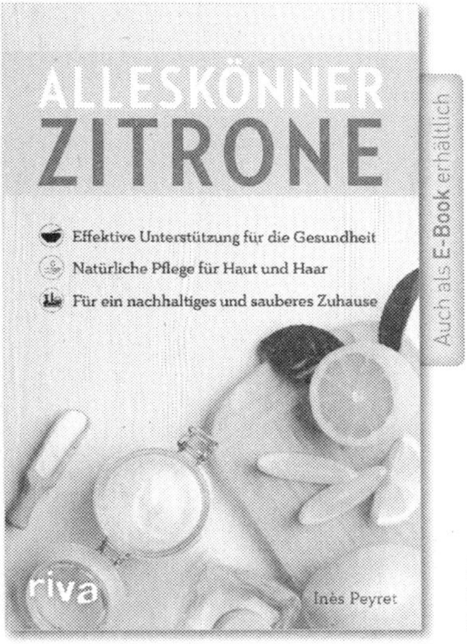

224 Seiten
10,00 € (D) | 10,30 € (A)
ISBN 978-3-7423-1978-4

Inès Peyret

Alleskönner Zitrone

Effektive Unterstützung für die Gesundheit. Natürliche Pflege für Haut und Haar. Für ein nachhaltiges und sauberes Zuhause

Die Zitrone ist eine wahre Powerfrucht! Neben ihrem hohen Vitamin-C-Gehalt hat sie jedoch wesentlich mehr zu bieten. So lässt sie sich vielfältig im Haushalt, zur Körperpflege und zur Bekämpfung zahlreicher gesundheitlicher Beschwerden einsetzen. Die hochwirksamen Inhaltsstoffe der gesamten Frucht können den Blutdruck regulieren, Fieber, Juckreiz und Zahnschmerzen lindern, Haut und Haare pflegen und die Wohnung keimfrei und frisch halten. Neben Tipps zur richtigen Handhabung der Zitrone liefert dieses Buch vor allem Rezepte, um einfach und nachhaltig Reinigungsmittel und Kosmetika selbst herzustellen sowie die eigene Gesundheit zu unterstützen. Von der Kraft der Zitrone als natürliche Alternative zu industriellen Produkten, ganz ohne Müll und Chemie profitiert wirklich jeder!

riva